JN021046

脊柱管狭窄症《せきちゅうかんきょうさくしょう》
腰の名医20人が教える最高の治し方大全

はじめに

「医療は飛躍的な進歩を遂げたので、病気になったら病院に行って治してもらえばいい」と考えている人が多いようです。

しかし、ごくありふれた「腰痛」一つをとっても、実はわからないことだらけ。腰部脊柱管狭窄《せきちゅうかんきょうさく》にいたっては、診断基準も医師によって異なり、万人が納得するエビデンス（科学的根拠）レベルの高い、決め手となる治療法もまだ見つかっていないのが実情です。

手術を受ければすべてよくなるかといえば、決してそうではなく、しびれが残った

ご回答・ご解説いただいた先生方　※掲載順

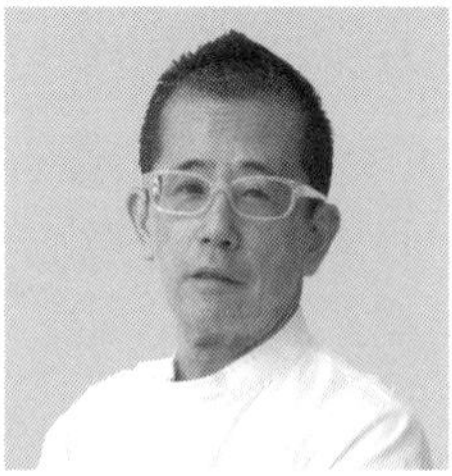

清水整形外科クリニック
院長
清水伸一《しみずしんいち》先生

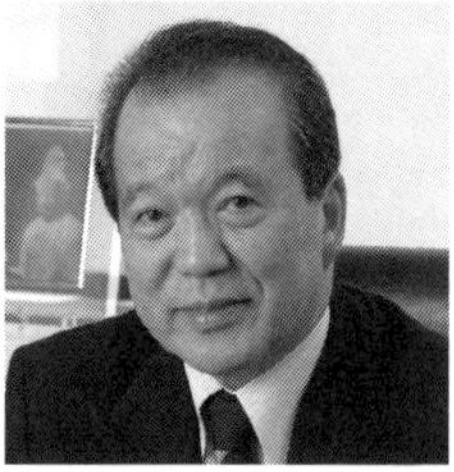

福島県立医科大学常任顧問 兼
ふくしま国際医療科学センター常勤参与
菊地臣一《きくちしんいち》先生

り、数年後に痛みが再発したりすることも少なくありません。

だからといって、患者さんも、はたまた私たち医師も、手をこまぬいてばかりはいられません。目の前の多くの患者さんを救うべく、医師たちはそれまでの知見と経験に基づいて診療に奮闘しています。

本書では、患者さんなら誰もが抱く疑問や不安に各分野の専門家の医師が答える形で、脊柱管狭窄を克服するための最新の情報や考え方をみなさんに示してくれます。

それぞれの一問一答を読むことで、本書を手に取ったみなさんが、「自分にとっての最高の治し方」を見つける一助になることを願ってやみません。

菊地臣一

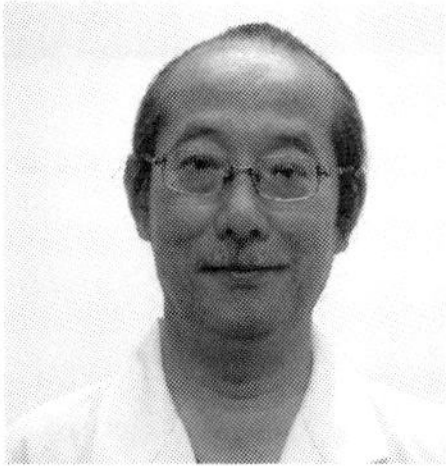

内田毅クリニック
院長
内田《うちだ》 毅《たけし》先生

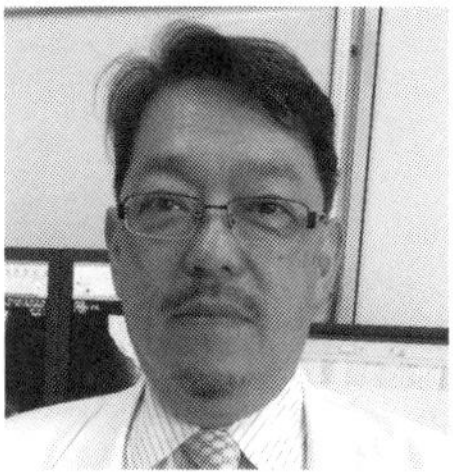

ヒロ整形クリニック
院長
勝野《かつの》 浩《ひろし》先生

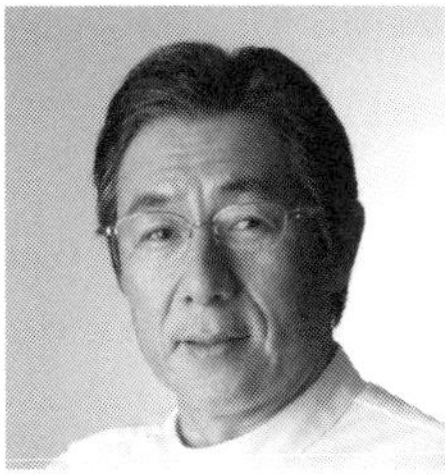

日本赤十字社医療センター
脊椎整形外科顧問
久野木《くのぎ》順一《じゅんいち》先生

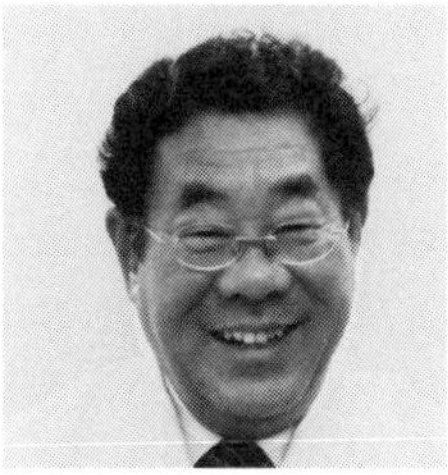

寺本神経内科
クリニック院長
寺本《てらもと》 純《じゅん》先生

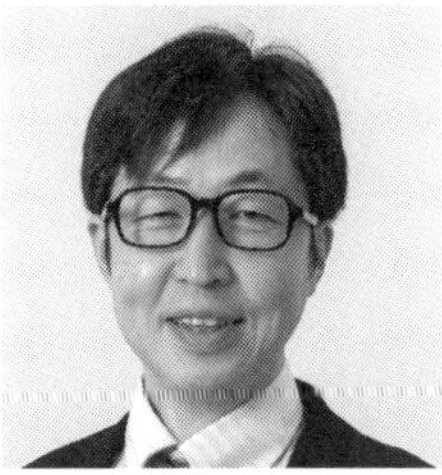

お茶の水整形外科
機能リハビリテーションクリニック院長
銅冶《どうや》英雄《ひでお》先生

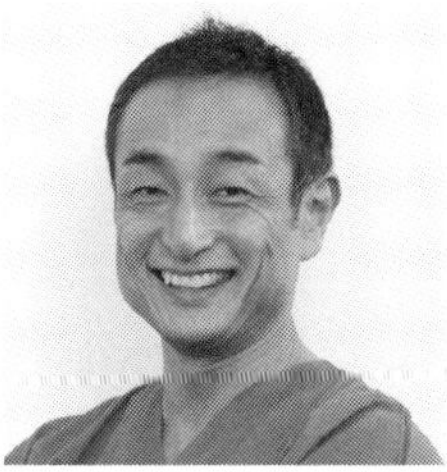

アレックス
脊椎クリニック院長
吉原《よしはら》 潔《きよし》先生

※巻末（205ページ～）にくわしい紹介があります。

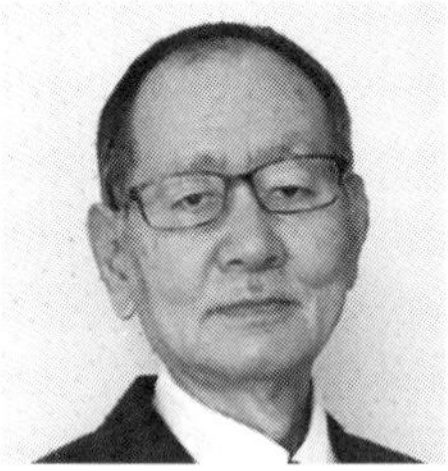

加茂整形外科医院
院長
加《か》茂《も》 淳《じゅん》先生

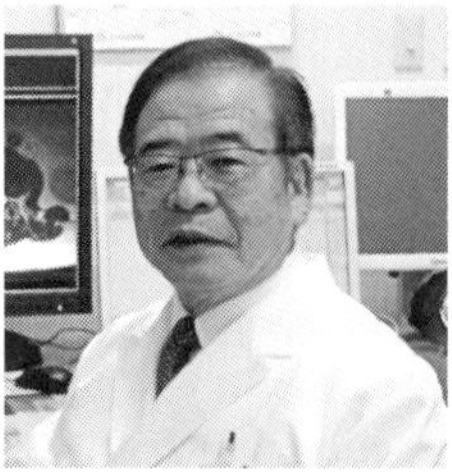

藤田医科大学名誉教授
安藤病院ペインクリニックセンター長
河西《かわにし》 稔《みのる》先生

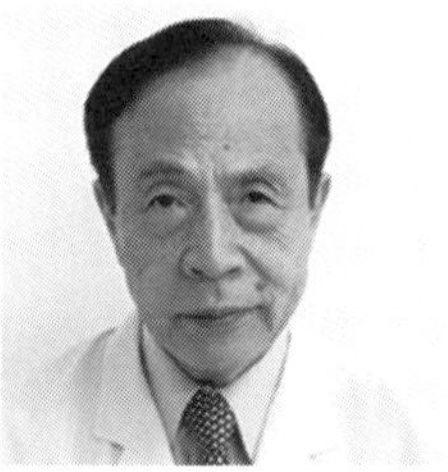

望クリニック
院長
住《すみ》田《た》憲是《かずよし》先生

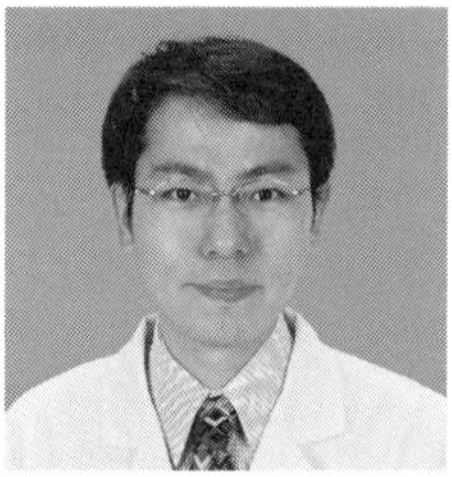

竹谷内医院カイロプラクティックセンター院長
竹《たけ》谷《や》内《ち》康修《やすのぶ》先生

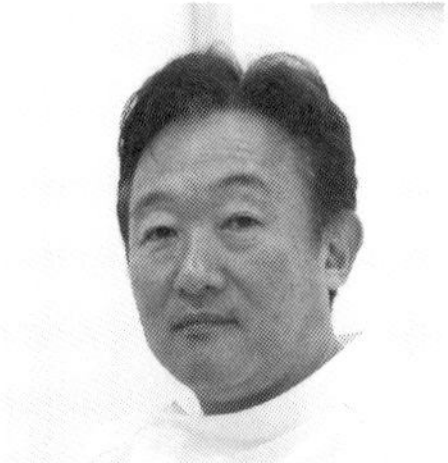

木村ペインクリニック
院長
木《き》村《むら》裕《ひろ》明《あき》先生

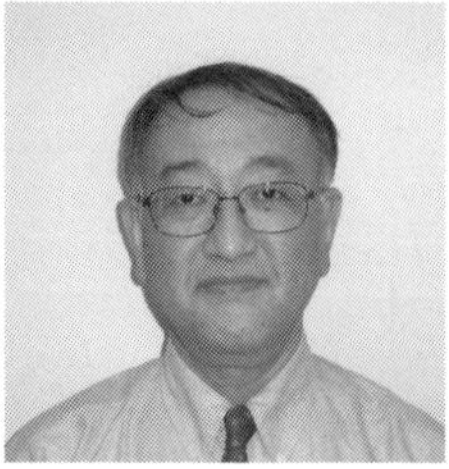

横浜市立大学附属市民総合医療センター
ペインクリニック診療教授
北《きた》原《はら》雅《まさ》樹《き》先生

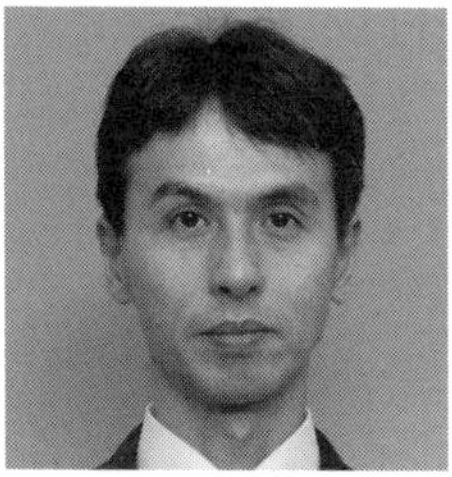

自治医科大学附属病院
麻酔科准教授
五十嵐《いがらし》 孝《たかし》先生

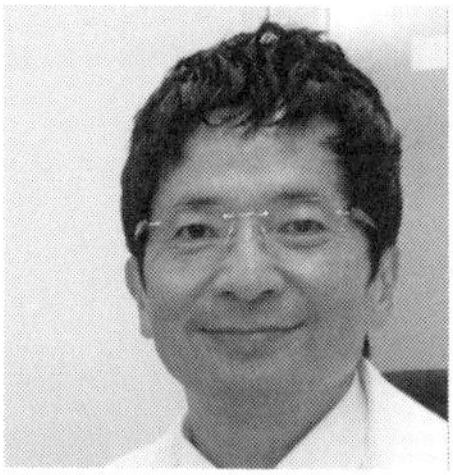

戸田整形外科リウマチ科
クリニック院長
戸田《とだ》佳孝《よしたか》先生

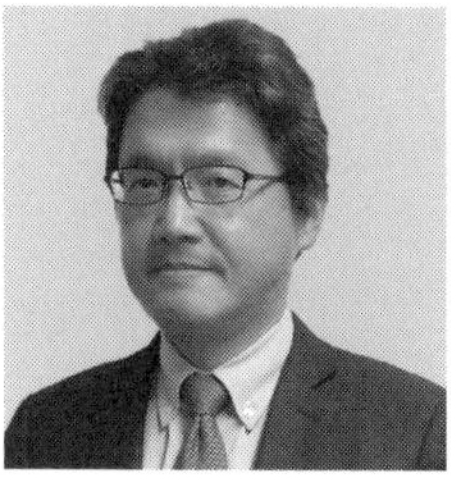

徳島大学
整形外科教授
西良《さいりょう》浩一《こういち》先生

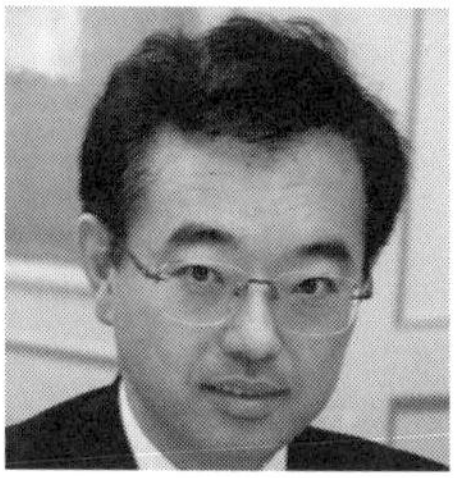

医療法人明隆会理事長
出沢明 PED クリニック院長
出沢《でざわ》 明《あきら》先生

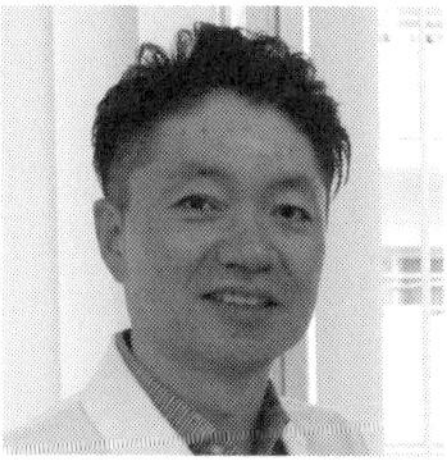

稲波脊椎・関節病院
副院長
湯澤《ゆざわ》洋平《ようへい》先生

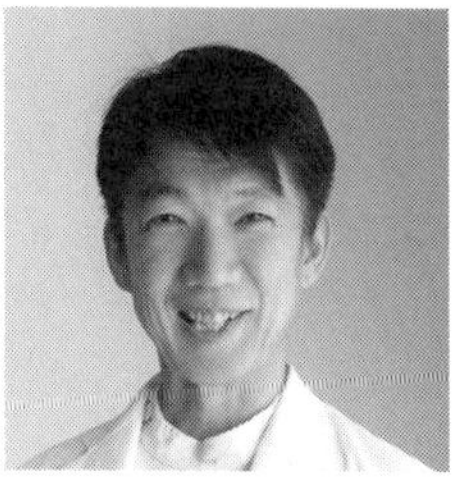

ひらの整形外科クリニック
院長
平野《ひらの》 薫《かおる》先生

※巻末（205ページ～）にくわしい紹介があります。

目次

第3章 診察・診断についての疑問13 ……… 63

第6章 ほかの保存療法についての疑問15 …… 101

第7章 セルフケアについての疑問27 …… 119

第8章 食事についての疑問11

第9章 症状別対策についての疑問14

第10章 手術についての疑問16

第1章

病気についての疑問22

Q1 脊柱管狭窄とはどういう病気ですか？

腰部脊柱管狭窄《せきちゅうかんきょうさく》（脊柱管狭窄症ともいう）とは、腰椎《ようつい》（背骨の腰の部分）の内部を縦に通る脊柱管というトンネルがなんらかの原因で狭くなる結果、その中を通る神経が強く圧迫され、足腰に痛みやしびれが現れる病態のことです。

神経が圧迫された状態が長期間にわたってくり返されると、神経に炎症が生じて腰痛や**坐骨《ざこつ》神経痛、しびれ**などの症状が現れ、進行すれば足腰にマヒが起こる場合もあります。

また、神経には血管が通っているので、神経の圧迫された状態が続くと血流も滞り、神経に十分な酸素や栄養が届かなくなります。すると、神経の働きが著しく低下し、**強いしびれや冷え、足の感覚異常**、マヒや**間欠跛行《はこう》**（間欠性跛行ともいう。こま切れにしか歩けなくなる症状）なども起こります。

脊柱管狭窄では、圧迫されている神経によって症状が異なり、馬尾《ばび》（Q8を参照）という末梢《まっしょう》神経の束が圧迫されると**排尿・排便障害**が起こるケースもあり、この場合には早期に手術が検討されます。

（菊地臣一）

脊柱管の狭窄とは

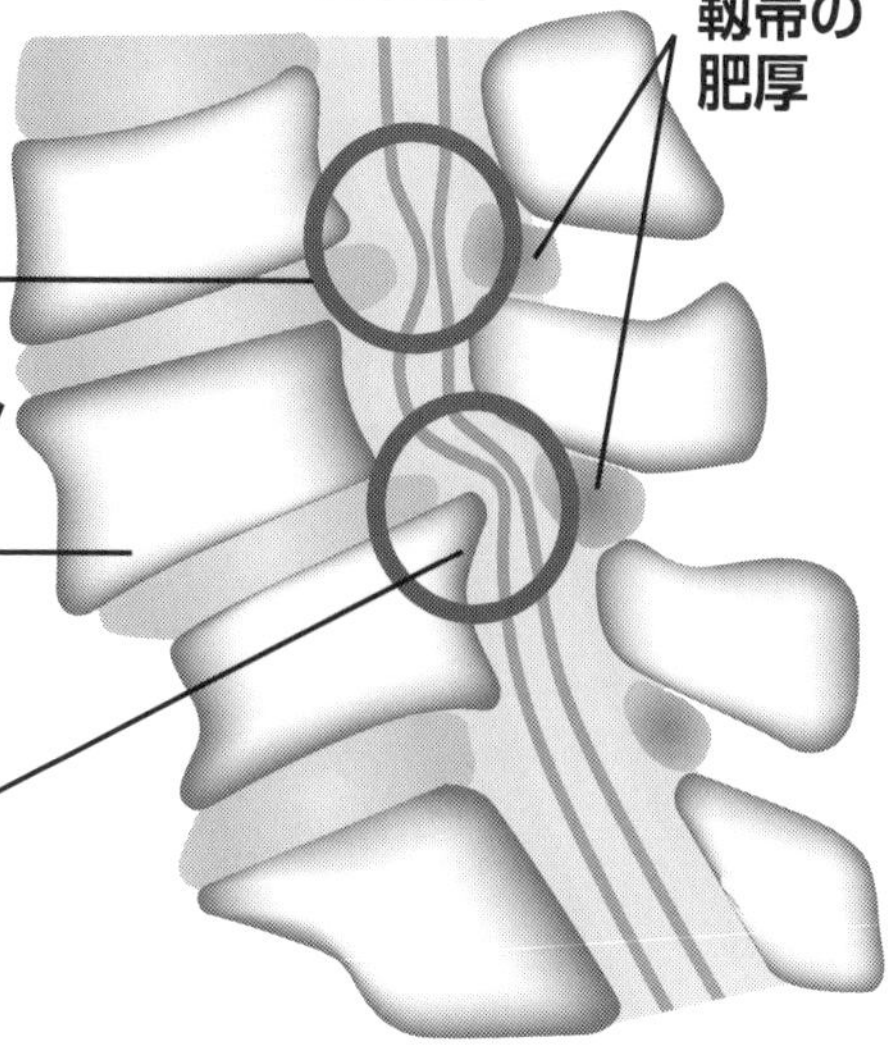

丸印の中が狭窄している部分

脊柱管を狭窄させる主な原因

1. 靱帯の肥厚
2. 椎間板の変性膨隆
3. 椎体のズレ
4. 骨の変形　など

※くわしい解説はＱ２を参照。

Q2 脊柱管はなぜ狭くなるのですか？

脊柱管《せきちゅうかん》の狭窄《きょうさく》は、腰椎《ようつい》を構成している椎骨や椎間板（椎骨と椎骨をつなぐ軟骨組織）、靱帯《じんたい》（骨と骨をつなぐ線維組織）などの組織の変性が複雑に絡み合うことで起こります。

具体的には、主に次のような要因が考えられます。

●椎骨の変形

椎間板の上と下にある椎体（椎骨の前部）に、骨棘《こつきょく》というトゲのような出っぱりが生じ、それが脊柱管や椎間孔《こう》（脊髄《せきずい》から枝分かれした神経根の出口）にせり出して神経を圧迫する。

●椎間板の変性膨隆

椎間板がつぶれたり後ろに膨らんだりした結果、脊柱管や椎間孔が狭くなり、神経が圧迫される。

●椎間関節の変性

椎骨の後部にある椎間関節が傷んで脊柱管や椎間孔が狭くなり、神経が圧迫される。

●靱帯の肥厚《ひこう》

椎骨どうしを縦につなぐ後縦靱帯《こうじゅう》（椎体の後方にある靱帯）や黄色靱帯（椎弓《ついきゅう》と椎弓を上下に橋渡ししている靱帯）が厚くなった結果、脊柱管や椎間孔が狭くなり神経が圧迫される。

これらの要素が重なって症状を起こしているのが変形性腰椎症で、最も多い原因疾《しっ》患《かん》です。そのほかに、脊椎（背骨）の配列がゆがむことによって脊柱管を狭くしている場合もあります。代表的な疾患として以下の二つがあります。

●腰椎（変性・分離）すべり症

椎骨どうしが前後にずれることで脊柱管や椎間孔が狭くなり、神経が圧迫される。変性すべり症は40歳以上の女性に多く見られ、馬尾《ばび》症状（Q35を参照）をきたすことが多い。分離すべり症は比較的若い人に多く、下肢《かし》の痛みを起こしやすい。

●変性側弯《そくわん》

脊椎が左右に曲がったりねじれたりした結果、脊柱管や椎間孔が狭くなり、神経が圧迫される。

脊柱管の狭窄は、主にこのような要因で起こると考えられます。ただし、それぞれが単一の要因で起こっているわけではなく、複数の要因が併発している場合がほとんどです。

（菊地臣一）

Q3 脊柱管狭窄と診断される人がここまで増えたのはなぜですか？

日本整形外科学会の調査によれば、脊柱管狭窄《せきちゅうかんきょうさく》の国内の患者数は約３５０万人と推定され、60代では20人に1人、70代では10人に1人が脊柱管狭窄を発症し、50歳以上の腰痛や足の症状（痛み・しびれなど）の最大原因と考えられています。

このように、脊柱管狭窄の患者数が年々増加している最大の理由は、日本人の高齢化が急速に進んでいるためです。脊柱管は加齢とともに狭くなるので、年を取るほど症状が現れやすくなるのです。最近の調査では、70歳以上の２人に１人が脊柱管狭窄になる可能性があるといわれています。

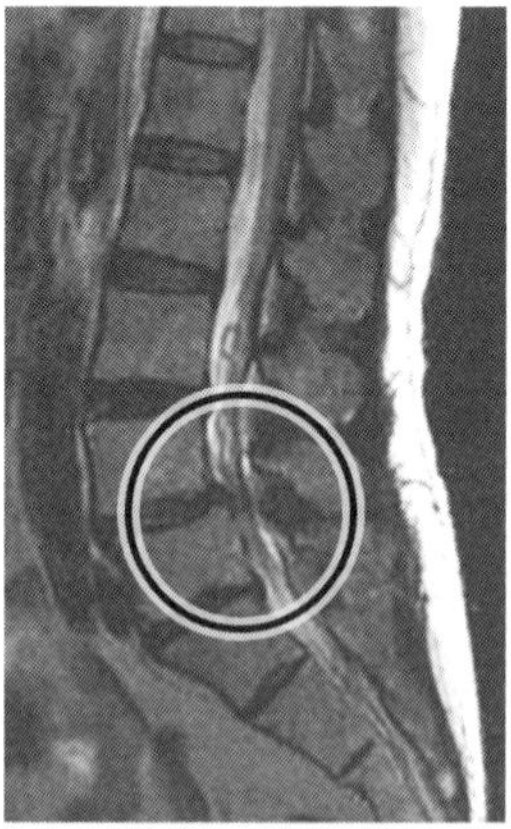

MRI 画像で脊柱管の狭窄の有無を確認する

そのほか、ＭＲＩ（磁気共鳴断層撮影）検査が普及して脊柱管の狭窄が発見しやすくなったこと、診療ガイドラインが策定されたため医師も診断を出しやすくなったことがあげられます。

（菊地臣一）

Q4 脊柱管狭窄は高齢者だけでなく、若い人もなりますか？

脊柱管狭窄《せきちゅうかんきょうさく》は高齢になるほど多く見られる病気で、今後、日本人の高齢化が進むにつれて、患者数も増えていくと考えられています。

実際に、福島県南会津郡で男女1862人を対象に行った福島県立医科大学の調査でも、高齢になるほど脊柱管狭窄の発症者が増えるという結果が報告されています（上のグラフ参照）。

その一方で、生まれつき脊柱管が細いために、20～40代で症状を訴える先天性の脊柱管狭窄もあります。脊柱管狭窄と遺伝の関係ははっきりとわかっていませんが、肉親に脊柱管狭窄の人がいる場合は、比較的発症しやすい傾向にあります。

（菊地臣一）

脊柱管狭窄の年代別の罹患率

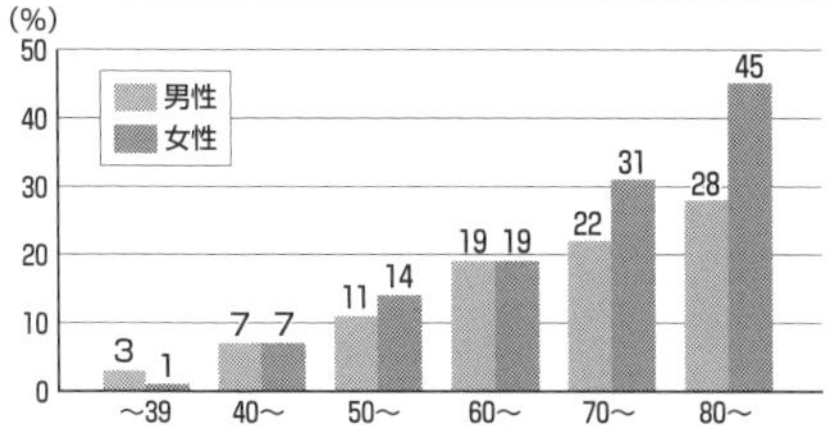

福島県南会津郡で行った調査では、40代では男女とも７%だったのが、60代になると男女とも19%に上昇。70代では22%、31%、80代になると男性の28%、女性の45%が脊柱管狭窄による腰痛や坐骨神経痛などの症状を訴えた。

Q5 脊柱管が狭窄しやすいのは、どういう人ですか？

脊柱管狭窄《せきちゅうかんきょうさく》は高齢になるほど発症率が上昇し、加齢とともに進む背骨の加齢性変化が最大の発症要因になります。

特に、男性に比べて筋力が弱く背骨に負荷がかかりやすい女性は、中高年になると脊柱管狭窄の発症率が男性の約2倍に上ります。中高年の女性は、骨密度が低下する**骨粗鬆症《こつそしょう》**になりやすく、**変性すべり症**の人も多いものです。これらが脊柱管狭窄による症状を招く原因になります。

また、運動不足や睡眠不足、偏食、喫煙、肥満も発症にかかわることがわかってきています。

つまり、生活習慣と脊柱管狭窄は密接な関係にあるのです。すでに足腰になんらかの異変が現れている人は、日常生活を全般的に見直し、脊柱管狭窄の予防に取り組みましょう。

病気では、先ほど述べた変性すべり症や骨粗鬆症のほか、**変形性腰椎《ようつい》症**、**変性側弯《そくわん》症**、**腰椎圧迫骨折**が脊柱管狭窄の原因になります。

（菊地臣一）

Q6 脊柱管で狭窄しやすいのは、どこですか？

背骨（脊椎《せきつい》）は、24個の椎骨という小さな骨が積み重なってできています。椎骨には椎孔《ついこう》と呼ばれる穴があいており、椎骨が積み重なることによって、トンネル状の空洞ができます。これが脊柱管《せきちゅうかん》で、脊髄《せきずい》や馬尾《ばび》、神経根など重要な神経の通り道となっているのです。そして背骨は、上から順に7個の椎骨で構成される頸椎《けいつい》、12個の椎骨で構成される胸椎《きょうつい》、5個の椎骨で構成される腰椎《ようつい》に分かれており、さらにその下に仙骨（骨盤の中央にある骨）と尾骨が続きます。

脊柱管の狭窄《きょうさく》が最も起こりやすいのは、**第4腰椎と第5腰椎の間**です。ここは背骨の中でも最下部に当たり、体を起こしている間は、上半身の負荷が常にのしかかっている部位でもあります。その負荷を支えきれなくなって腰椎がずれたり、または加齢に伴って椎骨どうしをつなげている黄色靱帯《じんたい》が厚くなったり、椎間板がつぶれかかったりして脊柱管や椎間孔の中にはみ出ると、その中を通る神経が圧迫されてしまうのです。高齢者の場合は、1ヵ所だけでなく複数の部位で同時に脊柱管の狭窄が見つかることも少なくありません。

（菊地臣一）

Q7 背骨のどの部分で狭窄が起こっているか、わかりますか？

整形外科医は、体のどの領域に痛みやしびれ、マヒが現れているかを患者さんから聞けば、どの椎骨《ついこつ》のあたりで神経の圧迫が起こっているのか、ある程度推測できます。

例えば、お尻《しり》から太もも、すねの外側、足の親指にかけて痛みがある場合は、第4腰椎《ようつい》と第5腰椎の間で脊柱管《せきちゅうかん》の狭窄《きょうさく》が起こり、5番めの神経根が圧迫されていると推測します。太ももの裏側から足の小指まで痛み、爪先《つまさき》立ちができない場合は、第5腰椎と仙骨の間から出ている第1仙骨神経が圧迫されていると考えられます。

このように、痛みやしびれなどの症状が出ている領域を、どの椎骨から出た神経が支配しているのかを図で表したのが、「デルマトーム（皮膚知覚帯）」という人体図です（左の図参照）。必ずしも神経の圧迫部位と症状の現れている領域とが一致するわけではありません。しかし、デルマトームを見れば、背骨のどこが狭窄しているのかが推測できるので、これを参考にすれば、原因部位の特定に役立つでしょう。

（菊地臣一）

デルマトームとは

脊髄神経のどの神経が、皮膚のどの領域の知覚を支配しているのかを示した人体図。

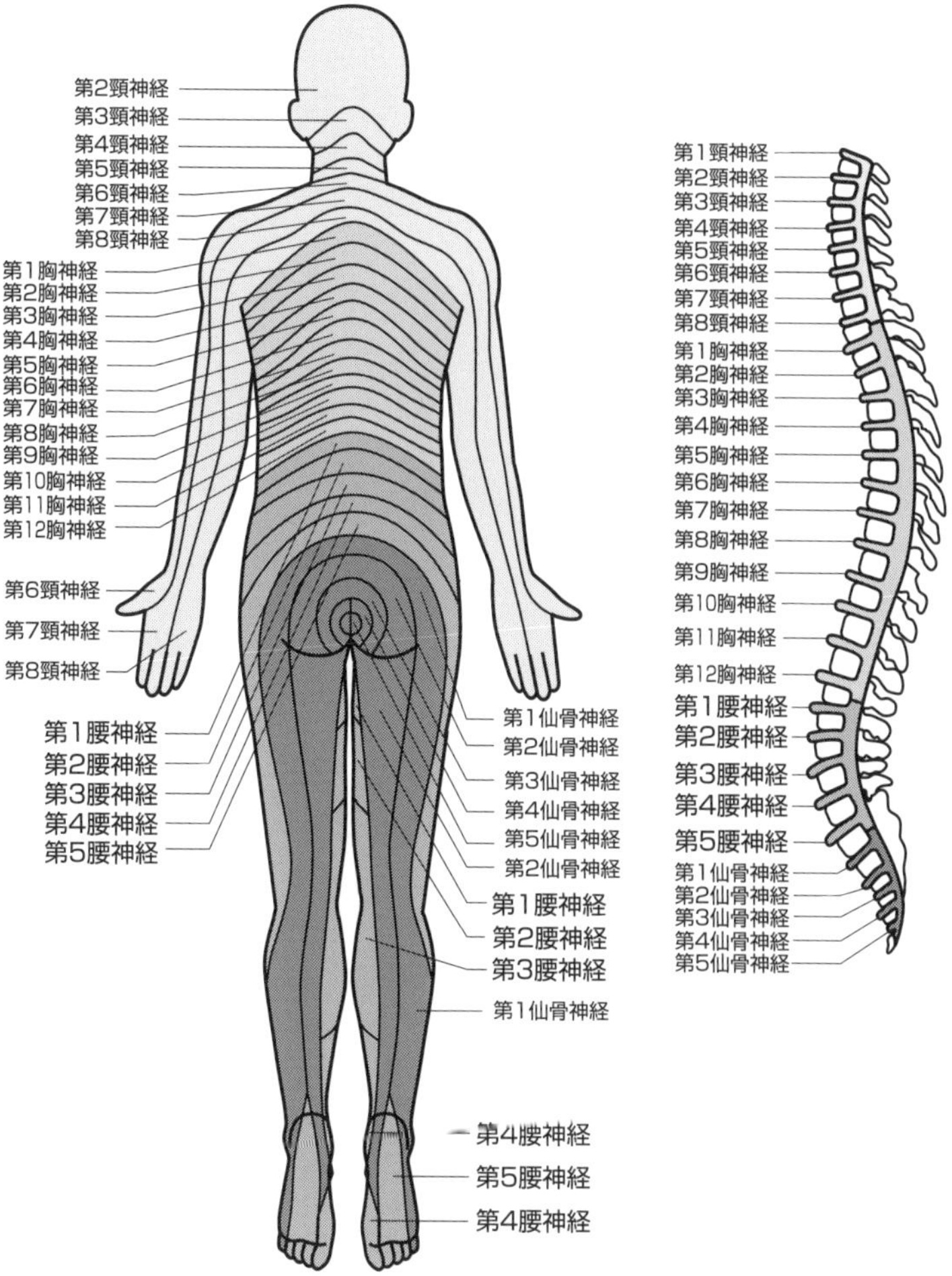

Q8 脊柱管狭窄症には、どんなタイプがありますか？

脊柱管狭窄症《せきちゅうかんきょうさく》は、圧迫されている神経によって三つのタイプに分かれます。整形外科医は、主にこの分類をもとにして治療計画を立てています。

❶神経根型

脊髄《せきずい》から左右に枝分かれして外に出ていく神経の根もと（神経根）が圧迫されるタイプです。症状は長時間立っているときに神経が圧迫された側の足やお尻《しり》が痛むほか、間欠性跛行《はこう》も起こります。

神経根型の特徴は、症状が右足か左足のいずれかに現れることです。左右片側の腰からお尻、太もも、ふくらはぎ、すね、足裏までに強い痛みやしびれが現れます。

❷馬尾《ばび》型

脊髄の末端にある馬尾という末梢《まっしょう》神経の束が圧迫されるタイプです。神経が密集している馬尾が圧迫されると、左右両側のお尻から足にかけて、広範囲にしびれやマヒが現れるのが特徴です。

そのほか、冷感、灼熱《しゃくねつ》感、足の裏がジリジリする感覚異常、脱力感、間欠性跛行が起こったりします。馬尾は、膀胱《ぼうこう》や直腸の働きを担っているため、頻尿や尿もれ、残尿感、便秘といった泌《ひ》尿《にょう》器にかかわる症状が併発しやすいのも馬尾型の特徴です。

❸混合型

神経根型と馬尾型が合併したタイプで、両方の症状が現れます。混合型は変性すべり症が原因で起こりやすいといわれています。

以上の３タイプの中では、馬尾型と混合型の治療が難しく、神経の圧迫を取り除くために手術の必要性が高くなります。（清水伸一）

脊柱管狭窄症の３タイプ

❶神経根型

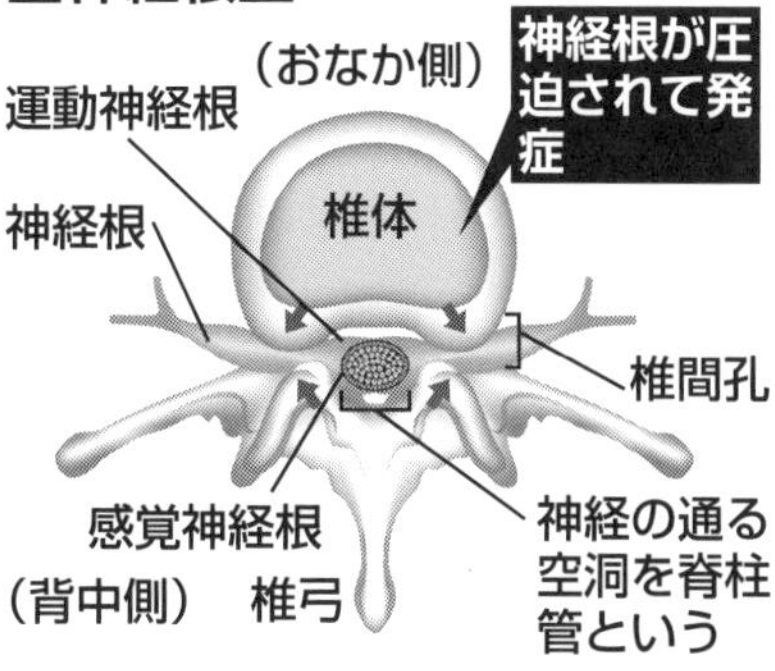

❷馬尾型

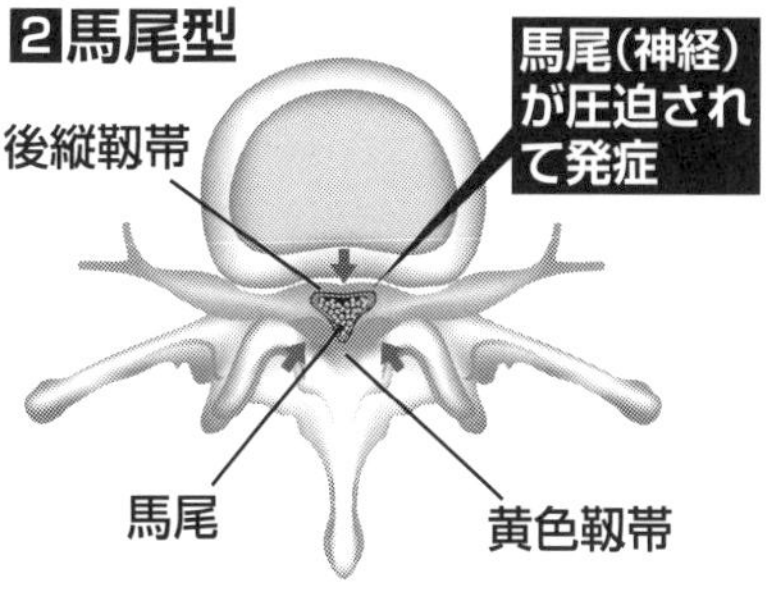

❸混合型

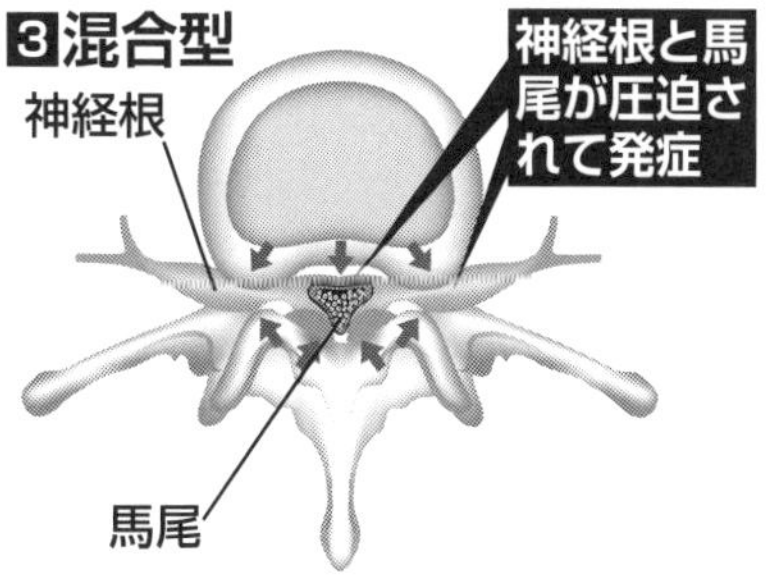

Q9 脊柱管狭窄症の進行を防ぐ方法はありますか？

脊柱管狭窄症《せきちゅうかんきょうさく》の発症には遺伝的な要因よりも環境的な要因が深く関与しているとされており、生活習慣を改めることで発症を予防したり、進行を食い止めたりすることは十分に可能です。

脊柱管狭窄症にかぎらず、ほとんどの腰痛は腰の筋肉に疲労が蓄積することがきっかけになります。特に、パソコン作業やスマートフォンの操作、車の運転などで長時間同じ姿勢を取ることが多い人は、いつのまにか腰に負担をかけているので、少なくとも30分に1回は足腰を適度に動かして疲れをためないようにしましょう。腰を軽く回したり、立ち上がって背伸びをしたりする程度でもかまいません。

大切なのは足腰の血流を促すことと、同じ姿勢を長時間取りつづけないことです。日常生活では、1日に少なくとも30分以上は歩く習慣を持つ、家事では腰に負担のかかる無理な姿勢をさける、毎日ゆっくり入浴して腰を温める、就寝時は硬めの敷布団に寝て腰が沈み込むのを防ぐといった対策をして、脊柱管狭窄症の進行を防ぎましょう。

（清水伸一）

Q10 脊柱管狭窄症が自然に治ることはありますか？

腰椎《ようつい》椎間板ヘルニア（ヘルニアとは椎間板の中にある髄核《ずいかく》が飛び出た状態のこと。Q19を参照）の場合は、血液中の白血球の働きによってヘルニアが退縮していくケースがよく見られます。症状が強い急性期は鎮痛薬や湿布を貼《は》って安静を保ち、痛みやしびれが和らいできたら徐々に日常動作を行うようにすることで、大半の人は手術をせずに回復しています。

ところが、脊柱管狭窄症《せきちゅうかんきょうさく》の場合は、加齢とともに脊柱管が狭くなり、その中を通る神経が圧迫されて起こる病気です。急激に狭窄が進んで症状が悪化することはまれですが、時間の経過とともに背骨の変形や椎間板の変性、靱帯《じんたい》の肥厚《ひこう》などの背骨の老化は徐々に進んでいきます。そして、痛みやしびれなどの症状も、徐々に悪化していく傾向にあります。

このような事態をさけるためにも脊柱管狭窄症の治療では、早期発見・早期治療が大切です。初期段階で治療やセルフケアを始めれば、それだけ脊柱管狭窄症の進行を抑えることができ、健常な生活を維持することにもつながるのです。

（清水伸一）

Q11 親が脊柱管狭窄症だと子供にも遺伝しますか？

患者さんの中には、生まれつき脊柱管《せきちゅうかん》が狭い先天性の脊柱管狭窄症《きょうさく》のため、20代や30代で腰痛や坐骨《ざこつ》神経痛を発症する人もいます。また、背骨を構成する椎骨や椎間板《ついかんばん》の形状も遺伝の影響を受けやすいので、両親や兄弟姉妹に脊柱管狭窄症の人がいる場合は、発症リスクが低いとはいえません。

一方、年を取れば脊柱管は狭窄しやすくなるので、誰もがその予備群といえます。ただし、脊柱管狭窄症を発症する人もいれば、一生無縁で過ごす人もいます。この違いには日ごろの生活習慣が深く関与し、ネコ背などの悪い姿勢や運動不足、喫煙、睡眠不足、偏食、ストレスなどが続けば、腰椎や腰まわりの筋肉や靱帯《じんたい》の老化が進み、発症リスクを高めます。

私の診療経験からいえば、腰に負担のかかる運送業・建築業・農業・介護職、長時間座りっぱなしの事務職、立ちっぱなしのサービス業などに患者さんが多いようです。脊柱管狭窄症には後天的な要素が強く影響するため、生活習慣の見直しで発症のリスクを低下させたり、進行を抑制したりすることはできるのです。

（清水伸一）

Q12 圧迫骨折で脊柱管が狭窄することはありますか？

圧迫骨折とは

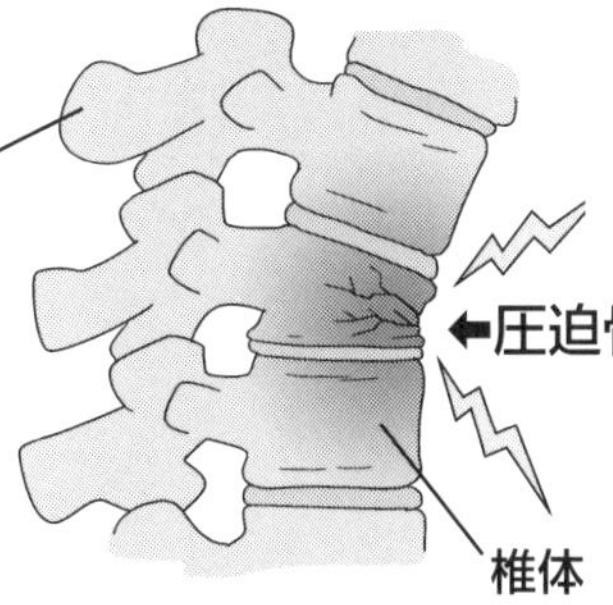

骨は組織の破壊と再生をくり返していますが、骨の再生が破壊に追いつかなくなると、骨密度が低下して骨折しやすくなります。この状態が骨粗鬆症《こつそしょう》（骨がスカスカになる病気）です。女性ホルモンの減少によって骨密度が低下するため、特に閉経後の女性に多発します。

骨粗鬆症による骨折が起こりやすいのは背骨や大腿骨《だいたい》（太ももの骨）、手首の骨です。通常は激しい痛みを伴いますが、本人が気づかないうちに圧迫骨折を起こしていることもあります。圧迫骨折を起こすと背中が丸くなって脊柱管《せきちゅうかん》は広がるため、脊柱管狭窄《きょうさく》の状態にはなりませんが、脊椎《せきつい》の椎体と呼ばれる部分が左右対称につぶれないで非対称につぶれた場合には変性側弯《そくわん》症と同じ状態になり、神経根を圧迫して症状が現れます。（菊地臣一）

Q13 肥満が脊柱管狭窄症を悪化させるのはなぜですか?

脊柱管狭窄症《せきちゅうかんきょうさく》で、足腰に痛みやしびれがあると、動くのがおっくうになります。こうして歩かない生活が続き、日常の運動量が激減する中で通常の食事量をとっていると、カロリーを消費しきれず肥満になるケースが数多く見られます。

肥満体型になると体の重心バランスがくずれて腰を反らしがちになり、腰椎《ようつい》に過剰な負担がかかって脊柱管狭窄症をますます悪化させてしまいます。

そのため、脊柱管狭窄症で肥満体型の人が最初に取り組むべきテーマは、ダイエットです。とはいえ、極端な減食をすると、腰椎周辺の筋肉までもが減ってしまい、背骨を支える力が不足して腰痛を悪化させてしまう恐れがあります。

こうしたことから、バランスのいい食事を腹八分にしてとるとともに、できる範囲で運動や散歩をして体を動かし、ダイエットに取り組むのが重要です。

（清水伸一）

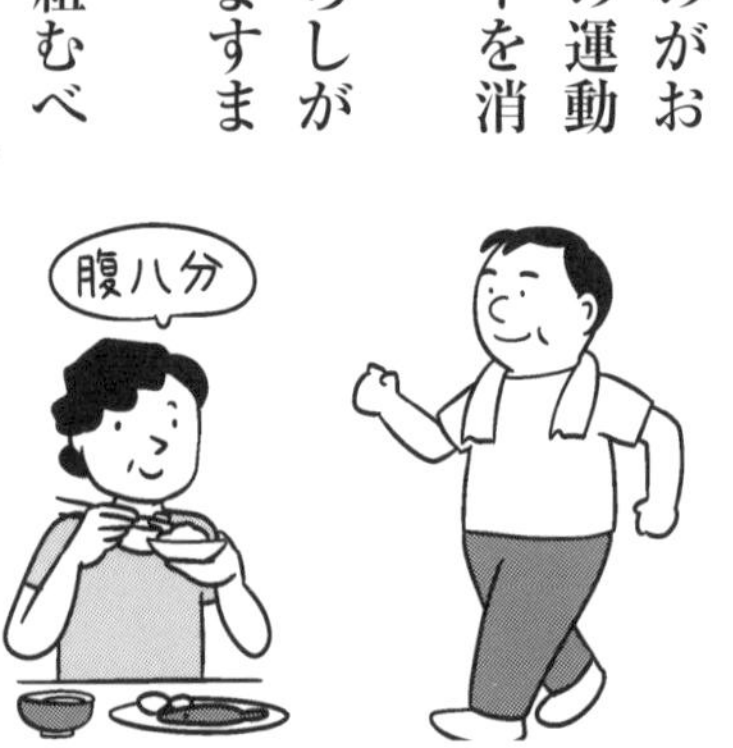

Q14 ストレスは脊柱管狭窄症に影響しますか？

私たちの脳の側坐核《そくざかく》という部位には、痛みを感じてもそれを和らげる鎮痛物質（オピオイドという）を分泌《ぶんぴつ》する働きがあります。

ところが、近年の研究で、不安や恐怖心といったストレスに苦しめられると、自律神経（意志とは無関係に血管や内臓の働きを支配する神経）が変調をきたし、脳の鎮痛作用が正常に働かなくなり、痛みを本来より2倍にも3倍にも強く感じてしまうことが明らかになっています。

脊柱管狭窄症《せきちゅうかんきょうさく》の患者さんの中には、足腰の痛みがなかなか改善せず、「一生治らないのではないか」「歩けなくなるのではないか」「仕事を失うかもしれない」「こんなに痛みがつらいのに、誰にもわかってもらえない」といった不安や恐怖心に苦しむ人がおおぜいいます。そうなると、ストレスが痛みを悪化させ、さらに不安や恐怖心を増幅させるという悪循環に陥ってしまいます。

こうした悪循環を断ち切るには、必要以上に痛みを恐れず、できるだけ前向きに治療に取り組むことが大切です。

（清水伸一）

Q15 脊柱管狭窄症と糖尿病が合併しやすいって本当ですか？

韓国の研究チームは、脊柱管狭窄症《せきちゅうかんきょうさく》と糖尿病を合併している119人を対象として2年間の追跡調査を行いました。その報告によれば、手術で脊柱管狭窄症の症状が改善すると、ヘモグロビンA1c（1～2ヵ月間の血糖値の推移を示す指標。6・5％以上だと糖尿病型）やBMI指数（肥満指数）にも明らかな改善が見られたと報告しています。

つまり、脊柱管狭窄症の状態と血糖値のコントロールは密接な関係があり、脊柱管狭窄症による痛みやしびれは身体活動量を低下させ、高血糖や肥満につながりやすいことを示しています。

一方、糖質を多く含む炭水化物の過剰摂取は、体の「糖化」を促進します。

糖化とは、体内のたんぱく質が糖と結びついてAGE（終末糖化産物）という老化物質を生み出す反応をいいます。AGEは血糖値を上昇させ、さらにAGEの発生を促します。

体の「糖化」とは

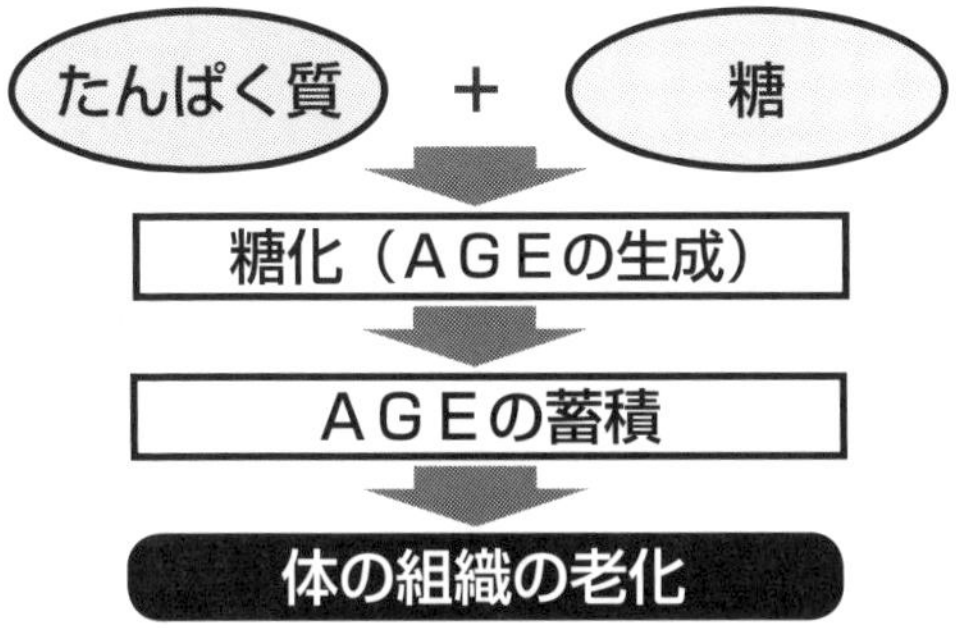

糖化とは、体内のたんぱく質と糖が結びついてＡＧＥ（終末糖化産物）という老化物質を生み出す反応をいう。
ＡＧＥは、体内のあらゆる場所で蓄積しやすく、蓄積した場所ではどんどん老化が進んでいく。特に、靱帯や椎間板を構成するたんぱく質が糖化すると、靱帯が肥厚したり椎間板が変形したりして、脊柱管が狭窄しやすくなる。

ＡＧＥは、体内のあらゆる場所で蓄積しやすく、蓄積した場所ではどんどん老化が進みます。特に靱帯《じんたい》や椎間板《ついかんばん》を構成するたんぱく質が糖化すると、靱帯が肥厚したり椎間板が変形したりして脊柱管が狭窄しやすくなるのです。

高血糖状態が続いている場合は、体内にＡＧＥが大量に蓄積して脊柱管が狭窄する原因にもなるため、糖質の多い炭水化物などの食品は過剰摂取に注意する必要があります。

以上のことから、脊柱管狭窄症と糖尿病を合併している人は、日ごろの運動量や食事内容を見直すとともに、それぞれの治療を並行して続けることが不可欠といえるでしょう。（勝野　浩）

Q16 喫煙は脊柱管狭窄症に影響しますか?

脊柱管狭窄症《せきちゅうかんきょうさく》を発症する要因になりやすいのが、老化による椎間板《ついかんばん》の変性です。椎間板とは、背骨を構成している椎骨と椎骨の間でクッションの役割を担っている軟骨組織です。この椎間板の弾力性が失われると、椎骨どうしがこすれ合って骨棘《こつきょく》(トゲ)が形成され、これが脊柱管を狭めて神経を圧迫する原因になります。

近年の研究で、椎間板の老化を早めて腰痛を悪化させると問題視されているのが、喫煙です。椎間板の主成分はコラーゲンですが、これを体内で合成するにはビタミンCが欠かせません。しかし、喫煙の習慣があると体内のビタミンCが激減するため、**コラーゲンの合成が滞り椎間板を変性**させます。脊柱管狭窄症の人は、一刻も早く禁煙を開始するとともに、**ビタミンCを積極的に摂取**してください。ビタミンCは、レモン・イチゴ・パセリ・ブロッコリーなどの果物や野菜に豊富です。忙しい人や偏食ぎみの人は、市販のビタミンCのサプリメントを利用してもいいでしょう。

また、体内にニコチンが入ると血管が収縮して筋肉や靱帯《じんたい》が硬直し、腰痛を悪化させる原因にもなります。症状軽減には、**禁煙が必須**です。

(清水伸一)

Q17 ゴルフを続けたいのですが、あきらめるしかないですか？

ゴルフのスイングで腰痛や足のしびれを感じる場合は、いったんゴルフは控えて整形外科を受診し、医師の指導のもと、運動療法などで症状の改善に努めましょう。適切な運動療法を行うことで背骨や足腰を支える筋肉群が鍛えられ、ゴルフを再開したさいにも必要な体力が維持できます。

逆にあまり痛みがない場合、主治医に再開が可能か相談し、許可が下りてもドライバーをフルスイングせず、ショートアイアンでハーフスイングするなど、腰を大きく使わないクラブで練習し、痛みが悪化しないかどうか慎重に確認しましょう。

患者さんの中には、ゴルフの再開を励みにして運動療法やウォーキングで筋肉を鍛え、脊柱管狭窄症《せきちゅうかんきょうさく》を克服した人がおおぜいいます。趣味の登山を続けるためにリハビリを続けて、ついにはモンブラン登頂に成功した患者さんもいます。これまで診てきた患者さんの例からいえば、「治ったら、こんなことをしたい」という目標を持っている人ほど治療にまじめに取り組み、改善率も高いことは確かです。

（清水伸一）

Q18 脊柱管狭窄症の人は「ロコモティブシンドローム」になりやすいですか？

脊柱管狭窄症《せきちゅうかんきょうさく》は、高齢社会において問題となっているロコモティブシンドローム（運動器症候群）の主要原因の一つでもあります。最近は、通称「ロコモ」とも呼ばれており、これは筋肉・骨・関節などが衰え、歩行や日常動作に支障をきたしている状態で、寝たきりの前段階ともいえます。

脊柱管狭窄症が進行すると、痛みやしびれによって立つ・歩くなどの日常動作が不自由になり、運動量の不足から筋力や骨量の低下を引き起こします。それがさらに運動機能を低下させ、転倒による大腿骨《だいたい》（太ももの骨）の骨折などを招くと、寝たきりで要介護の状態になるリスクを高めてしまうのです。

こうした最悪の事態を防ぐためにも、脊柱管狭窄症の治療では積極的に運動療法（Q61〜67を参照）に取り組む必要があります。歩行などの運動機能を維持して寝たきりにならないことが、患者さんのＱＯＬ（生活の質）を保つうえでは、非常に重要なのです。

（清水伸一）

７つのロコモチェック

次にあげるチェック項目に１つでも当てはまる場合は、ロコモが疑われる。

1	片足立ちで靴下がはけない	□
2	家の中でつまずいたり、すべったりすることが多い	□
3	階段を上るのに手すりが必要	□
4	横断歩道を青信号で渡りきれない	□
5	続けて15分ほど歩けない	□
6	2キロ程度の荷物（1リットルの牛乳パック2個程度）を持ち帰るのが困難	□
7	掃除機の使用や布団の上げ下ろしが困難	□

出典：日本整形外科学会公認　ロコモティブシンドローム予防啓発公式サイト「ロコモチャレンジ」より

Q 19 腰椎椎間板ヘルニアと脊柱管狭窄は、何が違うのですか？

腰椎《ようつい》椎間板ヘルニア（以下、椎間板ヘルニア）は、椎間板の内部にあるゼリー状の髄核《ずいかく》が外に飛び出て、神経を圧迫している状態です。脊柱管狭窄《せきちゅうかんきょうさく》と同様、腰痛や坐骨《ざこつ》神経痛を伴い、まれに排尿《はいにょう》・排便障害のように重篤な症状が現れる場合もあります。

椎間板ヘルニアとは

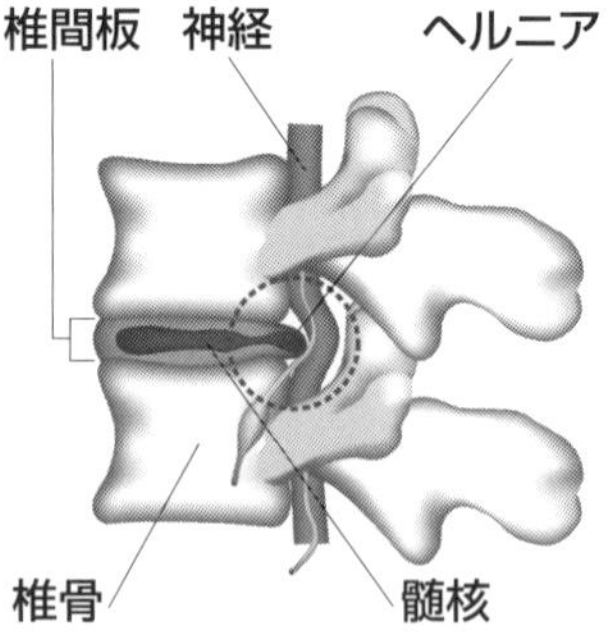

立ち姿勢で腰を前に曲げると痛みが強まるときは椎間板ヘルニア、逆に腰を後ろに反らしたときに痛みが強くなるなら脊柱管狭窄が疑われます。また、脊柱管狭窄では体を動かしたときに痛みが起こりやすいのに対して、椎間板ヘルニアは安静にしていても痛むことがよくあります。そのほかの見分け方では、あおむけに寝て、ひざを伸ばしたまま片足を床から30～60度上げたとき（ラセーグテストという）、足腰に強い痛みが生じた場合は椎間板ヘルニアの疑いが濃厚です。

（菊地臣一）

Q20 腰椎すべり症や変性側弯症と関係ありますか？

脊柱管狭窄《せきちゅうかんきょうさく》の患者さんは、過去に腰痛を伴う病気を経験しているケースが多く、最も多いのは腰椎《ようつい》が変形し腰痛を伴った状態の変形性腰椎症です。そのほかに脊柱管狭窄の原因として多いのが、比較的若い人に多い「すべり症」と高齢者に多い「変性側《そく》弯《わん》症」です。

●すべり症

腰椎の椎骨どうしが前後にずれている状態を「すべり症」といいます。すべり症には2タイプあり、椎弓《ついきゅう》（椎骨の後部）と椎体（椎骨の前部）が骨折して分離した状態が「腰椎分離すべり症」です。30～40代の男性に多く、症状は足腰の痛みです。

一方、椎弓と椎体はつながっているものの、椎間板が老化などによって変性し、上下にある椎骨がずれた状態を「腰椎変性すべり症」といいます。40歳以降の女性に多く、足腰の痛みやしびれ、会陰《えいん》部症状、さらに排尿《はいにょう》・排便障害を引き起こします。

●変性側弯症

背骨は正面から見るとまっすぐですが、加齢などによって左右に10度以上曲がった

すべり症と側弯症

●腰椎変性すべり症

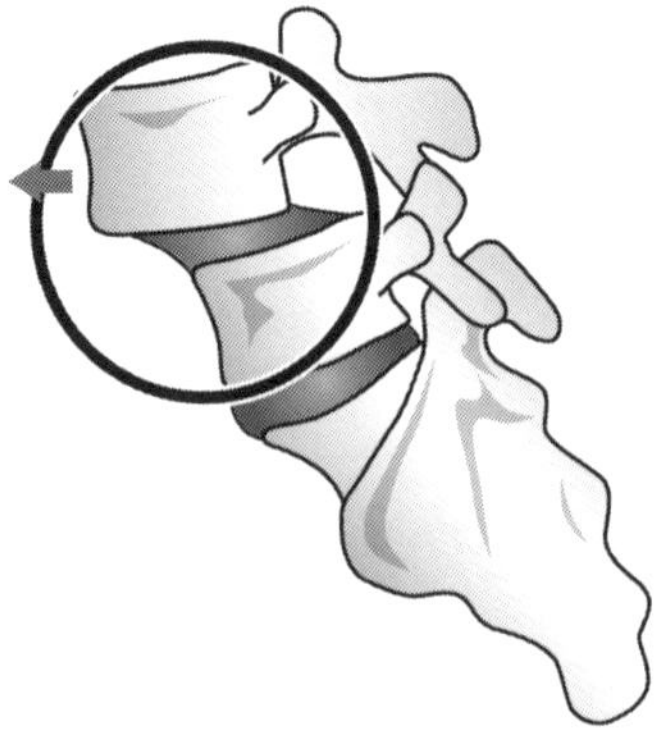

すべり症には２タイプあり、40歳以降の女性に多く見られるのが、上下にある椎骨がずれた「腰椎変性すべり症」。

●変性側弯症

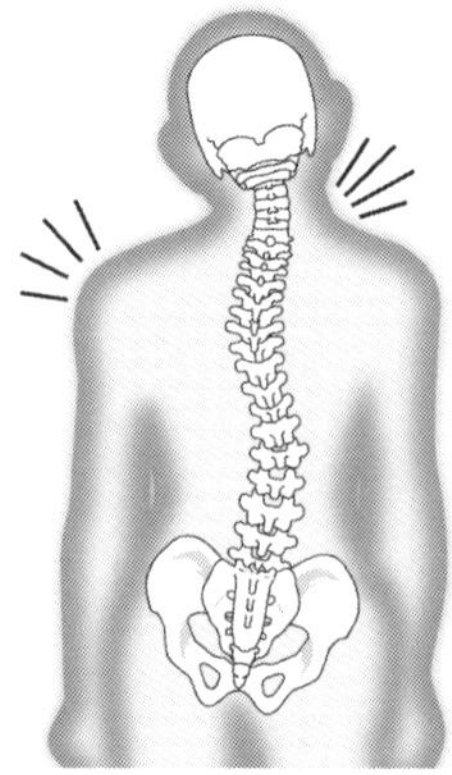

加齢などによって背骨が左右に10度以上曲がった状態が「変性側弯症」。

状態を変性側弯症と呼び、腰椎の脊柱管も狭くなります。変性すべり症や変形性腰椎症を伴っている人に多く見られます。

背骨が曲がると、左右に枝分かれして出ていく神経の出口の部分（椎間孔《ついかんこう》）が狭くなり、神経が圧迫されたり引っぱられたりすることで腰痛や下肢《かし》の痛み・しびれ、間欠跛行《はこう》などの症状が現れます。多椎間多根障害（腰椎の2ヵ所以上の椎間板で神経の圧迫があり、二つ以上の神経根が圧迫されて痛みを起こすこと）の場合もあるので、詳細な診察が必要です。

（菊地臣一）

Q 21 脊柱管狭窄症の症状のせいかウツっぽくなります。気のせいですか？

脊柱管狭窄症《せきちゅうかんきょうさく》の罹病《りびょう》期間が長い人ほど、ウツ症状を招きやすい傾向があります。実際に、当院の患者さん84人に聞いたところ、83人が「どんどん悪化してもうよくならないのではないか」「周囲に迷惑をかけないか心配」「なぜ私だけ」「誰もわかってくれない」などといった不安を抱えていることがわかりました。

東京大学医学部が行った調査でも同様の傾向が報告されています。脊柱管狭窄症と診断された男女２５３人を対象に、ウツ状態の程度を調べた結果、**32％の人がウツ傾向であることがわかったのです。**同時に、痛みやしびれが強く連続して歩ける時間が短い人ほど、ウツ状態に陥りやすいことが報告されました。

ウツ症状があると知覚神経が過敏になって痛みやしびれを強く感じやすくなるほか、自宅に引きこもりがちになって足腰の筋力低下が進み歩く力が衰えてしまいます。

気持ちを前向きに切り替えて、症状の改善に努めてください。ウツ症状からの脱却が、痛みやしびれの早期回復につながります。

（清水伸一）

Q 22

母が脊柱管狭窄症との診断。家族はどんなサポートをすればいいですか？

脊柱管狭窄症《せきちゅうかんきょうさく》の患者さんをサポートするなら、できることはなるべく本人にやってもらう、という意識が大切です。家族が何もかも手伝って患者さん自身が体を動かさない状態のままでいると、筋肉がどんどん衰え、関節の可動域（動く範囲）も狭くなって、本当に動けなくなってしまうことがあるからです。

それでも家族をほうっておけないという場合は、いっしょに家事をしてはいかがでしょうか。例えば、家族で台所に立ち、おしゃべりしながら調理をするのは楽しいものです。買い物にも、いっしょに出かけてみてください。買い物で出歩くことは、下半身の筋肉の強化につながります。患者さんの歩くペースに合わせて、できるだけゆっくり歩き、重い荷物は持ってあげましょう。そして、ようすを見ながらときどき座って休むようにします。

このように、一人では手に余ることをさりげなくサポートすることが、脊柱管狭窄症の進行抑制につながるのです。

（清水伸一）

第2章

症状についての疑問14

Q23 脊柱管が狭まると、なぜ痛みやしびれが出るのですか？

脊柱管《せきちゅうかん》とは、背骨、椎間板《ついかんばん》、黄色靱帯《じんたい》（靱帯とは骨と骨とをつなぐ丈夫な線維組織）などで囲まれた脊髄《せきずい》が通る空間のことをいいます。年を取ると、背骨が変形したり、椎間板が膨らんだり、黄色靱帯が厚くなったりして、脊柱管も狭くなってきます。すると、脊柱管の中を通る神経が圧迫されるようになるのです。この状態が脊柱管狭窄症です。

神経の圧迫された状態が長期間にわたると、やがて神経に炎症が生じて、**腰痛、下肢《かし》痛、しびれ**などの症状が現れます。

また、脊柱管内で神経の圧迫された状態が続くと神経への血流も滞り、十分な酸素や栄養が届かなくなって、**神経が酸欠に陥ってしまう**のです。すると、**間欠性跛行《はこう》**（こま切れにしか歩けなくなる症状）や**足のマヒ、強いしびれ、お尻《しり》まわりの冷感・灼《しゃく》熱《ねつ》感といった感覚異常**が起こります。**排泄《はいせつ》障害**が現れる場合もあり、自力で排尿・排便ができないときは、早急な手術が検討されます。

（清水伸一）

Q
24

脊柱管狭窄の症状に特徴はありますか？

脊柱管狭窄のしくみ

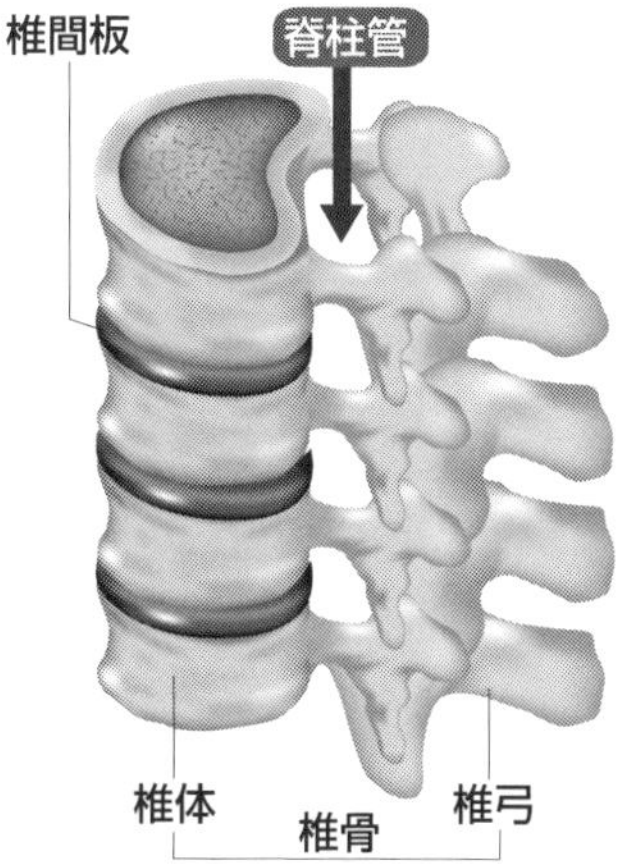

脊柱管は脊髄・馬尾・神経根などの通り道になっているが、加齢や生活習慣などによって狭くなってくると、これらの神経が圧迫されて、痛みやしびれを引き起こす。こうした病態を脊柱管狭窄という。

脊柱管狭窄《せきちゅうかんきょうさく》で生じる腰痛や足のしびれなどには、主に次のような特徴が見られます。

●腰痛

脊柱管狭窄で生じる腰痛は、慢性的な鈍痛が大半を占め、突発的で激しい痛みの急性腰痛を訴える人はそれほど多くありません。

その一方で、患者さんの中には腰痛が全く現れないケースもよく見られます。

●足のしびれ

脊柱管狭窄で起こる足のしびれは、患者さんによって感じ方がさまざまです。

ビリビリと電気が走るような感じ、針で刺されているようなチクチクした痛み、熱感、冷感、足の裏に紙が貼《は》られたような違和感、靴の中に小石が入っている感じ、肌の感覚が鈍い、または敏感になったという表現をする人もいます。

●足の痛み

脊柱管狭窄の患者さんに多い症状が、お尻《しり》から太もも、ふくらはぎ、足の甲、足先などに強い痛みが広がる坐骨《ざこつ》神経痛です。圧迫される神経根によっては、そけい部（足のつけ根）にまで痛みが出るケースもあります。

●足の脱力

かかとが持ち上がらない、スリッパがよく脱げるなど、足に力が入らないと訴える患者さんもいます。重症化すると足の筋力低下によって爪先《つまさき》が上がらなくなり、階段や少しの段差でつまずきやすくなります。

（菊地臣一）

Q25 脊柱管狭窄が疑われる初期症状はありますか？

足腰の痛みやしびれ、間欠跛行《はこう》などの典型的な症状が現れる前に、その前段階に当たる症状が出る場合もあります。初期症状として、最も多いのが腰痛です。

そもそも腰痛の8割以上は、原因が特定できない非特異的腰痛といわれ、脊柱管狭《せきちゅうかんきょう》

脊柱管狭窄の初期症状

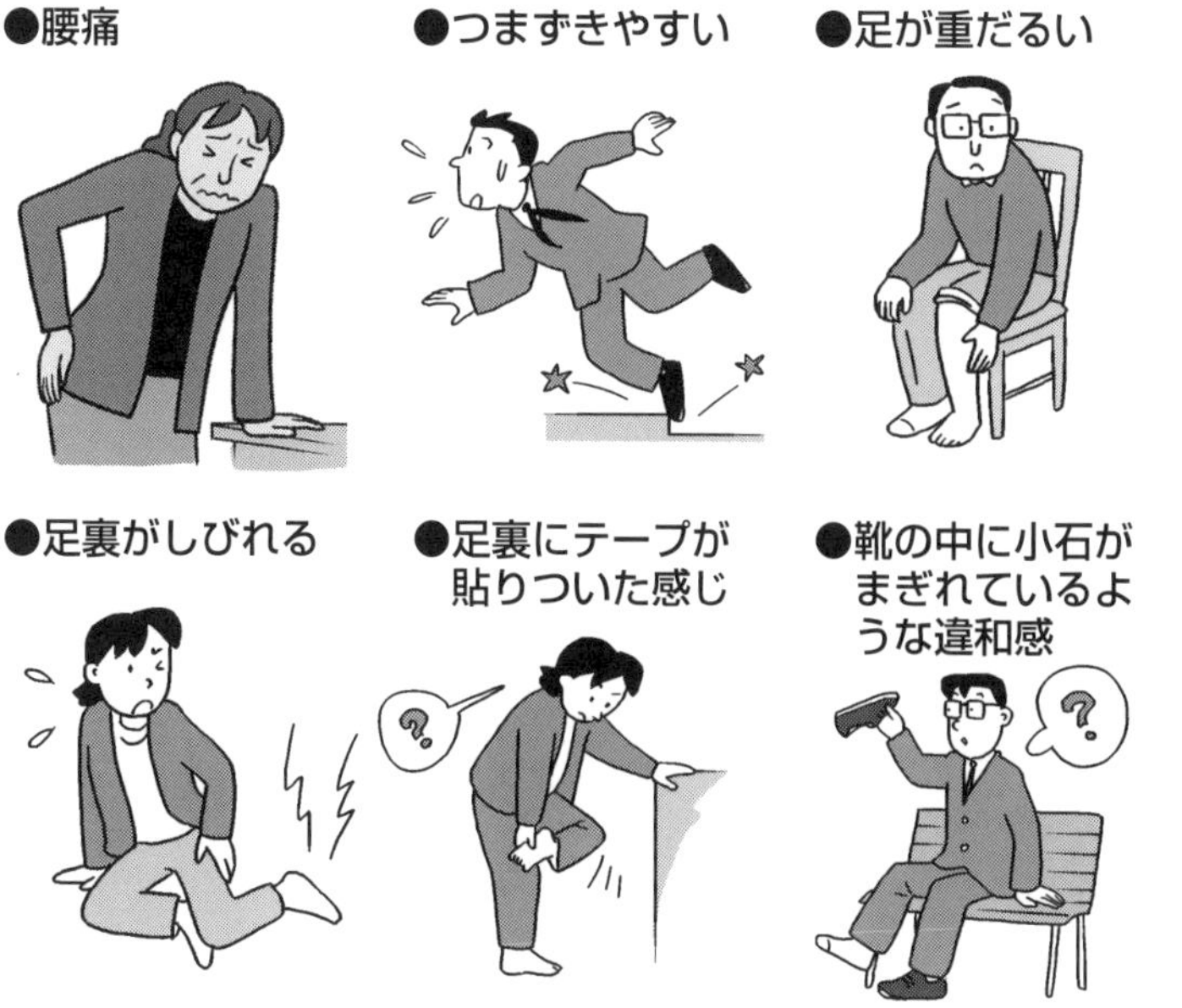
●腰痛
●つまずきやすい
●足が重だるい
●足裏がしびれる
●足裏にテープが貼りついた感じ
●靴の中に小石がまぎれているような違和感

窄《さく》と診断される以前に、何年にもわたって原因不明の腰痛に悩まされていたという話をよく聞きます。

また、脊柱管狭窄の初期には、足が重だるく感じたり、足の皮膚感覚が鈍くなって足裏がジリジリしびれたりする人もいれば、足裏にテープが貼《は》りついたり、靴の中に小石がまぎれていたりするような違和感を訴える人もいます。

こうした症状が続いて自分でもおかしいと感じたときは、早めに整形外科を受診してください。

（菊地臣一）

Q26 間欠跛行とはどのような症状ですか？

歩いていると腰から足にかけて痛みやしびれ（会陰《えいん》部に出ることもある）、脱力感が現れ、一時的に歩けなくなるものの、しゃがんで休んでいれば、再び歩けるようになる歩行障害を間欠跛行《はこう》といいます。

しゃがんだり、前かがみになったりして休むと痛みやしびれが軽減しやすいのは、背中が丸くなることで腰椎《ようつい》の脊柱管《せきちゅうかん》が広がり、神経への圧迫がゆるむためです。

間欠跛行は患者さんの60～80％に現れ、症状が出るまでの時間や距離は人によって異なります。軽度の場合は続けて数十分歩けますが、重症になると5㍍《メートル》ほどで歩けなくなり、このような場合は手術を検討する必要があるでしょう。

間欠跛行の悪化を防ぐには、可能な範囲で外出して歩いたり、室内で足踏み運動をしたりして足腰の筋力を維持することです。ただし、この場合に心がけてほしいのが、痛みやしびれなどの症状が現れる前に休憩を取るようにすることです。人目が気になる人は、人の少ない時間帯を選んだり、ベンチのある場所を調べたりして、あらかじめ外出のコースや時間を決めておくことをおすすめします。

（菊地臣一）

Q27 間欠跛行は脊柱管狭窄以外の病気でも現れますか？

間欠跛行《はこう》は、脊柱管狭窄《せきちゅうかんきょうさく》のほかに、閉塞《へいそく》性動脈硬化症に代表される末梢《まつしょう》動脈疾患《しっかん》（PAD）でも起こります。

脊柱管狭窄が原因の間欠跛行と末梢動脈疾患による間欠跛行の違いは、脊柱管狭窄の場合には前かがみの姿勢で休むと間欠跛行の症状が治まり、末梢動脈疾患の場合には立ったまま休むことで症状が治まることです。

閉塞性動脈硬化症とは、骨盤から足にかけて動脈硬化が進行した状態です。血管に血栓（血液の塊）がつまるなどして血流を滞らせ、足に栄養や酸素を十分に供給できなくなった結果、間欠跛行が起こります。初期には足の冷えや肌の色の変化が起こり、しだいに間欠跛行や安静時の足の痛みを伴うようになります。

主に20～40歳代の男性で喫煙者に多く見られる閉塞性血栓性血管炎（バージャー病）も、足の末梢血管が炎症を起こして間欠跛行を招きます。いずれの動脈疾患でも、血栓が発生して血管をつまらせると足の壊死《えし》を起こすこともあるので、間欠跛行の症状が現れたら早急に受診してください。

（菊地臣一）

Q 28 間欠性跛行だとどのくらい歩けなくなってしまうものですか？

患者さんが悩まされている症状

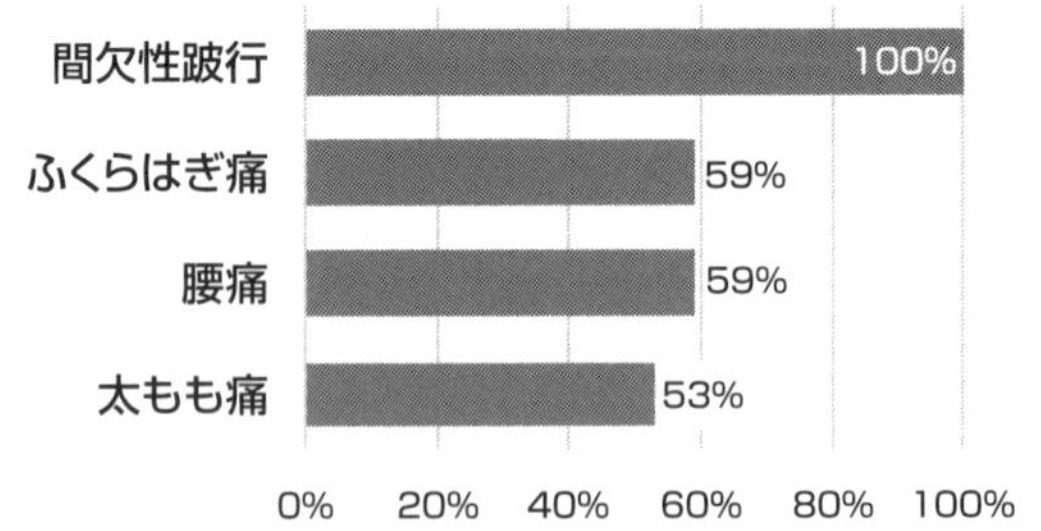

清水整形外科クリニック調べ

私のクリニックでは以前、脊柱管狭窄症《せきちゅうかんきょうさく》の患者さん126人（男性55人、女性71人、47～86歳）を対象に独自調査を行いました。

その結果、患者さん全員（100％）が間欠性跛行《はこう》に悩まされていることがわかりました。一度に200メートル歩けないという人が大半で（55％）、歩行距離が10メートル以下という人が15％もいたのです。

さらに、間欠性跛行のせいで外出する意欲を失い、家に引きこもりがちになる人が多いこともわかりました。これも足腰の筋力低下を招いて症状を悪化させる重大な要因になっています。

（清水伸一）

Q29 脊柱管狭窄の症状は急激に悪化することはありますか？

脊柱管狭窄《せきちゅうかんきょうさく》は、症状が進行していく場合もあれば、大きな変化のないまま、同じレベルで何年も続く場合もあります。そして症状が進行していく場合でも、ゆっくりと悪化していくケースがほとんどです。

女性に多い変性すべり症に伴う馬尾《ばび》型（Q8を参照）の脊柱管狭窄の場合は、腰痛や足のしびれ、足裏の違和感などが現れ、その後、ゆっくりと悪化していきます。

一方、痛みやしびれを伴わない馬尾型の脊柱管狭窄もあり、この場合は医療機関の受診が遅れて、その間に神経の損傷が進んでしまうこともあります。そして、ある時期から急に間欠跛行《はこう》を含むさまざまな症状が現れてくるケースも見られます。

また、患者さんの中には腰痛や間欠跛行を発症してから短期間のうちに、排尿・排便障害や足腰のマヒなどが加わってくるケースもないとはいえません。放置すると一生回復しない恐れがあるので、早急に専門医の診察を受け、場合によっては手術の検討が必要です。

（菊地臣一）

Q 30

足だけがしびれて、腰痛はありません。これも脊柱管狭窄ですか？

40歳を過ぎれば、ほとんどの人の脊柱管《せきちゅうかん》は狭くなりますが、脊柱管が狭窄《きょうさく》したからといって必ず症状が出るとはかぎりません。

脊柱管狭窄の患者さんで腰痛を発症しているのは5～6割とされており、必ず腰痛を伴うわけではありません。

診断では、ＭＲＩ（磁気共鳴断層撮影）検査などの画像所見よりも症状が大切です。症状があり、所見（歩行負荷、立位負荷試験を含む）から脊柱管狭窄が疑われたら画像評価に移ります。そこで患者さんの症状・所見を証明する狭窄が認められれば診断が確定します。つまり、脊柱管狭窄の典型症状である間欠跛行《はこう》などがあるかどうかのほうが重要な基準になるのです。

間欠跛行は、患者さんの約6～8割に現れます。少し歩くと下肢《かし》に痛みやしびれなどの症状が出て歩けなくなり、前かがみになって少し休むと回復するという人は、脊柱管狭窄が疑われます。

（菊地臣一）

Q31 しびれとマヒはどう違うのですか？

しびれは、**知覚神経**がなんらかの障害を受け、電気信号の伝達に異常が起こるために生じる症状です。電気信号の流れに異常が生じると、ジンジン、ビリビリといった異常知覚が起こります。また、皮膚の感覚が失われたり鈍くなったりする知覚脱失・知覚鈍麻も、知覚神経が電気信号を正常に伝達できなくなるために起こります。

マヒは、本来は知覚神経ではなく、体の動作をつかさどる**運動神経**が障害を受けるために起こる症状で、手や腕、足など、体が動かせなくなる状態です。

中枢《ちゅうすう》神経は修復・再生ができません。しかし、しびれ・マヒの原因となる傷んだ末《まつ》梢《しょう》神経には再生能力があります。**末梢神経が回復する速度は非常に遅く、1日当たり0.3〜1ミリ**。1日1ミリ伸びるとしても1カ月で約3センチしか修復しないので、手足を走る長い神経では修復に2年以上かかるケースも多くあります。

ただし、なんらかの病気で脊髄《せきずい》にある末梢神経のおおもとの神経細胞が破壊される場合は回復は望めません。また、末梢神経の末端の血流が悪化している場合も、修復が困難になります。

（寺本　純）

Q32 症状の出る場所が以前と違ってきたのはなぜですか？

脊柱管狭窄症《せきちゅうかんきょうさく》の症状には、痛みやしびれ、冷感、灼熱感《しゃくねつかん》、引きつれ感、締めつけ感、足底の違和感など、さまざまな知覚障害があります。これらの知覚障害が、半年、1年、2年……と時間が経過するとともに、範囲が広がったり、症状の現れる場所が腰から足へ、足から腰へ、あるいは右足から左足へと移動したりします。また、短期間のうちに症状の強く現れる場所が変わることも珍しくありません。

このように、時間の経過とともに症状の度合いが変化したり、症状の現れている場所が移動・拡大したりすることを専門的には「センソリーマーチ」といいます。

こうした現象は、神経の圧迫されている範囲が広がることや、圧迫されている神経の場所が変わることが原因だと考えられ、特に脊柱管狭窄症の馬尾《ばび》型（Q8を参照）の場合は、センソリーマーチの傾向が強く見られます。

神経の束である馬尾の中には、お尻《しり》から両足の爪先《つまさき》までの感覚を支配しているものもあるので、馬尾が圧迫されている位置や度合いによって、症状の範囲や場所も変わってくるというわけです。

（清水伸一）

Q33 症状が出やすい曜日や時間帯があるって本当ですか？

脊柱管狭窄《せきちゅうかんきょうさく》症の症状は、姿勢や動作、体調、天気、気圧、気温などさまざまな条件のもとで変化し、時間帯によっても症状の程度は違ってきます。

最近では、ストレスが痛みなどの症状に影響を及ぼすこともわかってきました。

私たちの体内では「オピオイド」という鎮痛物質が作られていますが、ストレスを強く感じたときは、オピオイドが作られにくくなり、痛みやしびれも強くなるのです。

実際に、中央労働災害防止協会の『職場における腰痛予防対策マニュアル』の調査によれば、腰痛の発症件数が最も多いのは月曜日で、時間帯は始業時刻からまもない午前10時前後の1時間に多発しています。**「月曜日の午前」**は労働者が最もストレスを感じやすい日時でもあるので、特にストレスは症状の度合いに大きく影響すると考えられるでしょう。

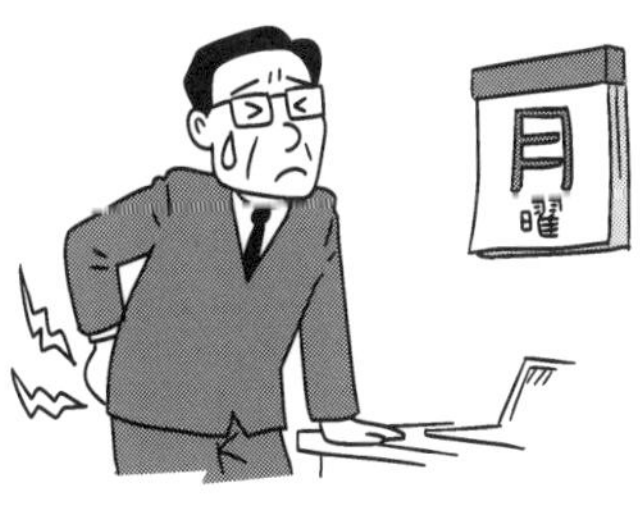

（清水伸一）

Q34 気温や天気は脊柱管狭窄症に影響しますか？

脊柱管狭窄症《せきちゅうかんきょうさく》にかぎらず、雨や雪の日、その前日などに足腰の痛みやしびれが強くなる人もいます。これには、気圧や気温の変化が深く関係しています。低気圧になると炎症物質の分泌《ぶんぴつ》が増えるため、体のさまざまな部位で痛みが生じ、脊柱管狭窄症の症状も悪化しやすくなるのです。

また、低気圧で悪天候の日は自律神経（意志とは無関係に血管や内臓の働きを支配する神経）の働きが乱れやすくなります。そして副交感神経（心身の働きをリラックスさせる神経）が優位になりすぎた場合は、低血圧になって患部の老廃物や発痛物質が排出されにくくなり、痛みやしびれを強く感じることもあります。

一方、気温が急激に下がって交感神経（心身の働きを活発にする自律神経）の優位な状態が続くと、血管や筋肉が収縮したままになり、痛みやしびれを強く感じます。体が冷えると症状が悪化しやすい人は、入浴したり、ホットパックやカイロを下腹部・腎臓《じんぞう》の付近・首の後ろに当てたりして体をよく温めて、血流を促すことが大切です。

（清水伸一）

Q35 排尿・排便障害とは、具体的にどのような症状が現れるのですか？

馬尾《ばび》神経は、膀胱《ぼうこう》や直腸の働きとも密接に関係しています。そのため、馬尾型の脊《せき》柱管狭窄症《ちゅうかんきょうさく》（Q8を参照）では、狭窄が進行していくと膀胱や直腸の障害（排泄《はいせつ》障害）が現れる確率が高まります。

膀胱・直腸の障害の多くは、**尿の回数の変化**から始まります。尿の回数が多くなったり、逆に、尿の回数が少なくなったりします。

馬尾型の脊柱管狭窄症では、お尻《しり》の感覚が鈍くなるため、**失禁**したり、**便もれ**が起こったりすることもあるとされていますが、今まで私が診療してきた患者さんには、便もれするほど悪化した症例はありません。

高齢の男性の場合、前立腺《せん》肥大により、尿道が圧迫されて**尿の勢いが悪くなる**、**頻尿**、**尿意切迫感**、**夜間頻尿**などが見られることがあります。排尿障害が、脊柱管狭窄症によるものか、前立腺肥大によるものかを判別するには、しびれなどの神経症状の有無を確かめる必要があります。

（吉原　潔）

Q36 脊柱管狭窄症のつらさはいつまで続くのですか？

日本整形外科学会の『腰部脊柱管狭窄症《せきちゅうかんきょうさく》診療ガイドライン２０１１』によれば、軽度または中等度の患者さんのうち3分の1から2分の1の人が、自然経過で改善に向かったと記されています。

また、保存療法（手術以外の治療法。Q50を参照）を行った患者さん１２０人を5年間にわたって経過観察したところ、約2分の1に当たる52人（43・３％）の症状が改善に向かったと報告されています。

つまり、高齢だからといって、年を取るほどに症状が悪化するいっぽうだとはかぎらないといえるのです。脊柱管狭窄症の３タイプ（Q８を参照）の中でも、とりわけ神経根型の場合は、病状が悪化しにくく、改善しやすい傾向にあるとされています。

馬尾《ばび》型や混合型の場合でも、適切な治療を受けるとともに、痛みが起こりにくい姿勢や動作を覚えて対処していけば、支障なく日常生活を送れるようになるケースは少なくありません。主治医とよく相談し、継続的な治療とセルフケアに取り組んでください。

（清水伸一）

第3章

診察・診断についての疑問13

Q37 脊柱管狭窄症の診察はどの診療科で受ければいいですか？

腰部脊柱管狭窄症《せきちゅうかんきょうさく》症（以下、脊柱管狭窄症）の多くは、脊椎《せきつい》を構成する椎骨、その周囲を取り囲んでいる椎間板（クッションの役目をする軟骨）や靱帯《じんたい》（骨と骨をつなぐ丈夫な線維組織）などの変形や変性が原因となります。そこで、腰や足に痛みやしびれ、長く歩けなくなるような症状が現れた場合には、まず**整形外科**を受診すべきでしょう。

整形外科では、主として患者さんの症状に対する問診、医師が患部に触れて状態を調べる触診、レントゲンによる画像検査などで、狭窄の原因となる組織を特定していきます。ただ、レントゲンでは骨の異常は発見できても、細い線維の束である筋肉や靱帯に生じた異常までを確認することは困難です。そのため、腰や足の痛みやしびれが何ヵ月も続いているような場合には、大きな病院でＭＲＩ（磁気共鳴断層撮影）などの詳細な画像検査を受けたほうがいいでしょう。

このほか、脊柱管狭窄症の長引く痛みに対しては、**麻酔科**（ペインクリニック）、手術には**脳神経外科**が対応している場合もあります。

（清水伸一）

Q38 初診から大きい病院を受診したほうがいいですか？

大病院には、さまざまな診療科があり、ＭＲＩ（磁気共鳴断層撮影）などのくわしい画像検査ができる設備も整っています。整形外科だけでなく、脊椎《せきつい》の専門である脳神経外科や痛みに特化したペインクリニックなどで相談できるメリットがあります。

その一方で、来院する患者数が多く、待ち時間が長くなり、診察はわずか数分という不満が絶えないのも事実です。そこで、平成27年には医療保険制度改革関連法が施行されて、大病院と地域の診療所が連携するシステムが整備されました。これによって、患者さんが地域診療所などからの紹介状なしで大病院を受診する場合には、初診で５０００円以上の特別料金がかかるようになりました。

脊柱管狭窄症《せきちゅうかんきょうさくしょう》の多くは、薬を使った治療や理学療法といった保存療法で改善が期待できます。いきなり大病院を受診するより、まずは地域の整形外科で相談してください。しばらく保存療法を続けても効果がない場合には、手術が検討されますが、このさいにも、まずはかかりつけの整形外科で相談し、紹介状を書いてもらうといいでしょう。

（清水伸一）

Q39 問診では、どのようなことを聞かれますか？

脊柱管狭窄症《せきちゅうかんきょうさく》の診察のときには、主に医師からは左《ページ》の表にあるような質問をされます。①〜③は、痛みやしびれが現れる範囲、いつから症状が現れたか、どのように変化したか。④は、朝に痛むことが多い、夜になるほど痛みが強くなるなど、1日のうち、症状が現れる時間帯についてです。

⑤は、痛みやしびれのほかに、頻尿や便秘、ウツなどの症状があるかどうかです。⑥は、姿勢による症状の変化、⑦は間欠性跛行《はこう》の状態です。休むとらくになるか、前かがみ姿勢でらくになるか、足がしびれるのか痛むのか、一度にどのくらい歩けるかなどがポイントです。

⑧と⑨は、現在や過去の生活環境や運動習慣について。⑩は、過去に交通事故や転倒事故、スポーツでの故障などがあるかを確認する質問です。⑪は、現在までの治療歴で、⑫は、マッサージや体操など自分で行っている対処方法について。

医師は、こうした患者さんの回答から、脊柱管狭窄症の原因や重症度、治療方針を判断します。

（清水伸一）

問診で医師から聞かれること

1	痛みやしびれが体のどの範囲に現れるか。
2	痛みやしびれが起こったのはいつからか。
3	痛みやしびれの経過。 悪化、または強くなっているか。
4	１日で症状の出る時間帯。
5	痛みやしびれ以外の症状。
6	前かがみで症状が軽減するか、 腰を後ろに反らすと強まるか。
7	間欠性跛行はどんな状態か。
8	どのような仕事をしているか。
9	過去または現在に運動をしているか。
10	これまでの事故やケガ歴。
11	ほかの病医院で治療中か。 どんな治療を受けているか。
12	自分で行う対処法はあるか。

※上記は一例です。医師によって質問内容は異なります。

Q 40

診察（初診）時に医師に確認しておくべきことはなんですか？

診察で医師に確認しておく項目

- 自分の腰痛は本当に脊柱管狭窄症かどうか
- 脊柱管狭窄症のタイプは、神経根型、馬尾型、混合型のいずれか
- 腰椎のどの部分が狭窄しているか
- 筋力低下などのマヒはあるか
- 今後の治療方針（どんな治療法をどのくらいの期間を目安に行うか）

まず、自分が本当に脊柱管狭窄《せきちゅうかんきょうさく》症なのかどうかを確かめます。最近は、実際は違うのに脊柱管狭窄症と診断される「脊柱管狭窄症もどき」が多いからです。また、脊柱管狭窄症には、神経根型、馬尾《ばび》型、混合型の3タイプがあり（Q8を参照）、それぞれに症状や対処法が異なるので、自分はどのタイプであるかを確認してください。腰椎は五つありますが、そのうちのどこの部分の狭窄なのかということと、狭窄は1ヵ所なのか複数あるのかをたずねておくといいでしょう。筋力低下などのマヒが出ているかどうかも確認しておくと、リハビリのときの参考になります。そして、今後の治療方針を確認します。どんな治療法をどのくらいの期間を目安に行うのかをあらかじめ聞いておけば、安心して治療にのぞめるでしょう。

（吉原　潔）

Q 41 病院では、どのような検査が行われますか？

診察では、患者さんへの問診に加えて、整形外科的な検査を行います。視診や触診、運動検査など、主に次のような種類があります。

●立位負荷試験・歩行負荷試験…立ちつづけたり歩きつづけたりすることで症状が現れるかを調べます。足腰の痛みやしびれ、間欠性跛行《はこう》（こま切れにしか歩けなくなる症状）の症状が脊柱管狭窄症《せきちゅうかんきょうさく》によるものか、足の血流低下（閉塞《へいそく》性動脈硬化症）によるものかを判断したり、筋力の状態を観察したりするのに役立つ検査です。

●ケンプテスト…立った状態または座った状態で腰をやや後ろに反らし、足や腰に痛みが広がるのかを調べる検査です。右後方か左後方へ体を少し回しながら、片側ずつ行います。痛みが広がるようなら、脊柱管の狭窄による神経根の圧迫が疑われます。

●ラセーグテスト…あおむけに寝て、ひざを伸ばした状態

●ラセーグテスト

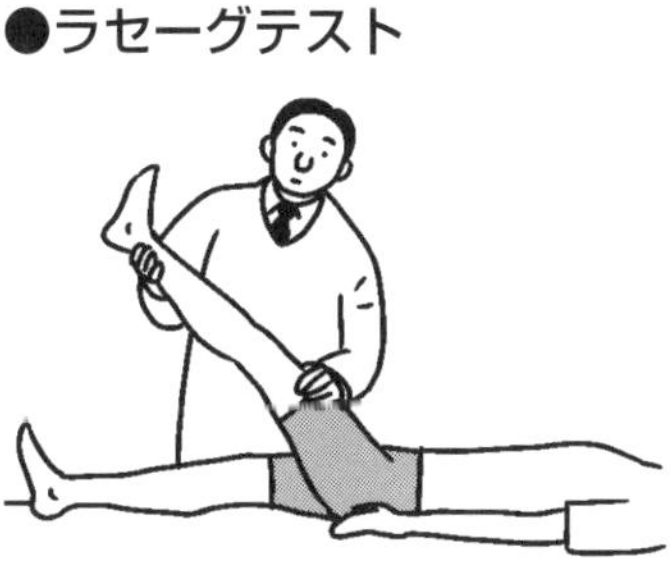

異常があると、30 度以上足が上がらない

で片足を上げると症状が強まるかを調べる検査です。異常がなければ、足を70度以上上げても痛みは感じませんが、異常があると太ももの裏からお尻《しり》の裏に痛みを感じて、30度以上足が上がりません。この検査で、症状が強まる場合には、椎間板《ついかんばん》ヘルニアである可能性が強くなります。

●下肢《かし》伸展挙上テスト（SLRテスト）…下半身の血流の状態を調べる検査です。あおむけに寝て足を上げつづけ（下肢挙上《きょじょう》運動という）、股《こ》関節やひざを屈伸するように曲げ伸ばしして、30〜40度で殿部やふくらはぎなどに痛みが生じれば、椎間板ヘルニアによる坐骨《ざこつ》神経痛が強く疑われます。

●下肢挙上テスト（Rastchowテスト）…下肢挙上運動中の足の色調を診るテストです。蒼白《そうはく》になれば、閉塞性動脈硬化症やバージャー病といった足の血管障害の有無がわかるので、間欠性跛行の原因の特定に用いられます。

●画像検査

より正確に診断をするために、これまで説明した検査に加えて、レントゲンやMRI（磁気共鳴断層撮影）による画像検査を行い、腰椎《ようつい》の変形、脊柱管の狭窄の有無、神経の圧迫の状態などを確認します。そして、患者さんの訴え、視診や触診による検査結果と、画像による狭窄や圧迫の状態を総合して診断を下します。

（清水伸一）

Q42 MRI検査は必ず受ける必要がありますか？

ＭＲＩ（磁気共鳴断層撮影）検査は、脊柱管《せきちゅうかん》が狭窄《きょうさく》している部位やその程度、さらに神経の圧迫状態を目で見て確認できるので、脊柱管狭窄症が疑われる場合は、一度は受けておくといいでしょう。ただし、脊柱管狭窄症では、患者さんによって訴える症状も、その度合いもさまざまで、ＭＲＩやレントゲンによる画像検査の結果と症状が一致するとはかぎりません。そのため、問診からの情報や複数の検査の結果（Ｑ41を参照）を総合して、痛みやしびれの原因を追究していく必要があります。

ＭＲＩ検査は、狭い空間に15～30分間ほど入り、かなりの騒音の中で撮影されますから、人によってはストレスのかかる検査です。予約が必要ですし、費用は枚数にもよりますが、１万円前後（３割負担の場合）と決して安くはありません。

通常の医療機関では、ＭＲＩ画像は一定期間しか保存しない場合が多いので、ＭＲＩ検査を受けたら、医師に頼んで画像データを入手しておくといいでしょう。自分で保管しておけば、別の病医院を受診したさいに、よりくわしい問診を受けることができ、同じ検査を何度も受けずにすみます。

（清水伸一）

Q43 脊髄造影とは、どのような検査ですか？

ＭＲＩ（磁気共鳴断層撮影）が、寝た状態でしか撮影ができないのに対し、**脊髄《せきずい》造影検査（ミエログラフィー）**は、背中をかがめたり、伸ばしたり、背中を反らしたり、うつぶせになったりと、さまざまな姿勢での撮影ができるのが特徴です。実際に、姿勢を動かすことで、脊柱管《せきちゅうかん》内の神経への圧迫がどのように変化するのかを確認することができ、ＭＲＩでは不十分なところを補う手術前の精密検査として優れています。

検査方法は、腰椎《ようつい》（背骨の腰の部分）から、神経を包んでいる硬膜内に細い針で造影剤を注入し、造影剤が拡散するようすをレントゲンで撮影します。検査の所要時間は10～20分程度ですが、検査後に安静が必要なため1～2日の入院が必要です。腰椎の変形が強い人ほど、針を硬膜内まで進めることが難しくなるため、検査時間が長くなる傾向にあるようです。また、脊髄造影検査後には**CT（コンピュータ断層撮影）検査**を行うことで、神経根の近くの状態をさらにくわしく確認することができます。人によって、頭痛・発疹《ほっしん》・吐きけなど、造影剤による副作用の有無をチェックする必要があるため、どうしても入院が必要になるのです。

（吉原　潔）

Q44 診察費用や検査費用はどれくらいかかりますか？

診察費用や検査費用については、医療機関や諸条件によっても異なるため、金額を示すのは難しいのですが、大まかな目安は次のとおりです。

●初診料　２８８０円
●レントゲン検査　２０００〜３０００円（撮影枚数によって異なる）
●処方箋《せん》料　６８０円
●薬剤料　２５００〜７０００円（薬の種類、量によって異なる）
●リハビリ　１回20分当たり８５０〜１８００円（医療機関によって異なる）

この合計額に健康保険が適用され、それぞれの負担割合に応じて窓口の支払額が決まります。多くの場合、初診でかかる費用の総額は１万円前後となり、１割負担の人なら１０００円程度、３割負担の人なら３０００円程度が目安になります。また、必要に応じてＭＲＩ（磁気共鳴断層撮影）検査をする場合には、１万円前後（３割負担）の費用がかかります。こうした費用は、患者さんの状態や医師の判断によっても違うので、診療費が気になるなら、事前に医療機関に相談してください。

（清水伸一）

Q45 脊柱管狭窄の診断基準を教えてください。

２０１１年に、日本整形外科学会と日本脊椎脊髄病学会《せきついせきずいびょう》が発表した『腰部脊柱管狭窄症《せきちゅうかんきょうさく》診療ガイドライン』によれば、次の４項目のすべてに当てはまる場合に、脊柱管狭窄と診断されます。

①お尻《しり》から下肢《かし》の痛みやしびれがある。

②お尻から下肢の痛みやしびれは、立ちつづけたり歩きつづけたりすると出現あるいは悪化し、前かがみの姿勢や座った姿勢を取ると軽くなる。

③歩くと悪化する症状は腰痛だけではない。

④ＭＲＩ（磁気共鳴断層撮影）検査などの画像で脊柱管や椎間孔《ついかんこう》が加齢変化によって狭くなっている状態が確認され、それが現れている症状や診察の結果と一致する。

症状の細かい部分では、診断基準に当てはまらない例外もあるので、その場合には整形外科医の知識と経験により判断しています。また、診断基準には、脊柱管狭窄の特徴的な症状といわれる間欠跛行《はこう》が含まれていません。確かに、間欠跛行を訴える患者さんは多いのですが、症状の個人差がかなりあるためです。

（菊地臣一）

Q 46 脊柱管狭窄症とか変形性腰椎症とか、医師によって診断名が異なるのはなぜですか？

変形性腰椎《ようつい》症も脊柱管狭窄《せきちゅうかんきょうさく》症も、腰椎（背骨の腰の部分）の椎骨《ついこつ》の変形が原因という点で共通しています。

もともとは、腰や下肢《かし》に痛みがあり、腰椎の変形が認められる場合には、変形性腰椎症という診断名が一般的でした。

しかし、近年、ＭＲＩ（磁気共鳴断層撮影）検査が普及して、脊柱管の狭窄が視認できるようになったことで、脊柱管狭窄症という新しい診断名が、広く使われるようになったのです。

現在では、脊柱管狭窄症は、一般に、①脊柱管が狭窄していることに加え、②腰を後ろに反らすと症状が悪化する、③前かがみの姿勢で症状がらくになる、④間欠性跛《は》行《こう》（こま切れにしか歩けなくなる症状）がある、といった特徴的な症状があるものを指しています。椎骨の変形があっても、①～④の症状に当てはまるものがない場合は、変形性腰椎症と診断されるのが一般的です。

（清水伸一）

Q47 立位MRIは通常のMRIと何が違いますか？

脊柱管狭窄症《せきちゅうかんきょうさく》は、脊柱管が狭まって神経が圧迫されることで起こりますが、実は立った姿勢のときに痛みやしびれが強くなり、あおむけ寝になると症状の和らぐケースが少なくありません。それは、立った状態では背骨に重力がかかって脊柱管の中が狭くなり、あおむけ寝では重力の負担が軽くなって脊柱管がゆるむからです。

通常の寝て行うMRI（磁気共鳴断層撮影）検査では、立った姿勢で起こる脊柱管の狭窄の変化を調べることができません。そこで今、注目を集めているのが、立った姿勢でMRIの検査ができる「立位撮影機能搭載MRI」（以下、立位MRI）です。

立位MRIでは、通常のMRIのように筒状の空間に入るのではなく、0～89度の範囲で可動するベッドに寝てもらい、頸椎《けいつい》（背骨の首の部分）から骨盤までの脊椎《せきつい》や、手足を撮影します。あおむけ寝、立った姿勢（あるいは座った姿勢）のどちらでも撮影は可能です。こうして立位MRIで撮影すれば、立った姿勢と寝た姿勢で狭窄がどのように変化するのかがわかります。ちなみに、立位MRIは、頸部に起こる脊柱管狭窄症の発見や診断にも活用されています。

（内田　毅）

Q48 「広範脊柱管狭窄症」と診断されましたが、どういう病気ですか？

広範脊柱管狭窄症《せきちゅうかんきょうさく》は腰椎《ようつい》（背骨の腰の部分）だけでなく、首や胸も含めて複数の部位で脊柱管が狭くなり、神経が圧迫される病気です。頸椎《けいつい》、胸椎《きょうつい》、腰椎の少なくとも2ヵ所で脊柱管の狭窄が認められると、指定難病である広範脊柱管狭窄症と診断されます。胸椎のみや腰椎のみで2ヵ所以上狭窄していても認められません。60代以降に多発し、患者数は年間で2000～30000人に上ります。

脊椎の首と腰で起こるケースが約7割を占め、こうした狭窄部位の合併は、もともと脊柱管が狭い状態に、老化に伴う椎間板《ついかんばん》（クッションの役目をする軟骨）の変性も加わることで症状が現れます。一般的な症状は、手足の痛みやしびれ、間欠性跛行《はこう》（こま切れにしか歩けなくなる症状）などです。軽症であれば、薬などの保存療法が行われますが、いい結果が出ない場合には手術が検討されます。

指定難病なので、指定医療機関で治療を受け市町村窓口に申請すれば、その医療費に対して助成金を受けることができます。

（出沢　明）

Q49 「後縦靱帯骨化症」と診断されましたが、どういう病気ですか？

後縦靱帯骨化症《こうじゅうじんたい》（ＯＰＬＬともいう）は、椎体《ついたい》や椎間板（クッションの役目をする軟骨）の後方部をつないでいる後縦靱帯が骨に変化（骨化）して肥大化し、脊柱管を狭窄《きょうさく》させ、症状が出る病気です。後縦靱帯骨化が画像で認められても、必ず症状が出るわけではなく、日本では成人の約３％に見つかります。

最も発症しやすいのが首、次いで胸で、腰部で起こることはまれです。首で起こると首・肩の痛みや手先の痛み・しびれ、体幹の感覚鈍麻《どんま》、手足の運動障害など、胸では足の脱力やしびれなど、腰では歩行時に足の痛みやしびれなどが現れます。

軽症であれば、装具による患部の固定や薬物療法で治療をしますが、重症になると手術が検討されます。定期的な診察を受けて、後縦靱帯骨化の増大の有無や症状の変化を確かめることが大切です。

指定難病なので、指定医療機関で治療を受け市町村窓口に申請すれば、その医療費に対して助成金を受けることができます。

（出沢　明）

第４章

薬物療法についての疑問 11

Q50 保存療法とはどんな治療法なのか教えてください。

腰部脊柱管狭窄症《せきちゅうかんきょうさく》（以下、脊柱管狭窄症）の治療というと、すぐに手術を思い浮かべる人が多いと思いますが、ほかの腰痛と同様に治療の基本は保存療法（手術以外の治療法）です。

保存療法とひと言でいっても、薬物療法・神経ブロック療法・装具療法・運動療法などがあり、種類はさまざまです。通常はどれか1種類だけを行うのではなく、数種類の保存療法を組み合わせながら治療を進めます。これらに加えて、痛みやしびれを軽減させるための生活指導なども行われます。

こうした脊柱管狭窄症の保存療法で重要なのが、足腰のつらい痛みやしびれを軽減させる鎮痛薬を用いることです。痛みが強ければ、ＱＯＬ（生活の質）が悪化するうえに、そのほかの療法にも悪影響を与えます。痛みやしびれが強ければ、症状改善のための運動や日常生活の改善などはかないません。

また、病状の悪化を防ぐには、痛みやしびれを長引かせないことが肝心です。

主な保存療法

■薬物療法

●鎮痛薬
●筋弛緩薬
●血管拡張薬　など

薬により、痛みを抑えたり、筋肉の緊張をゆるめたり、血流を促したりする。

■神経ブロック療法

局所麻酔薬や抗炎症薬を神経のまわりに注射して痛みを軽減させる。

■運動療法

痛みやつらさで衰えてしまった筋力や柔軟性を運動で回復させる。

■装具療法

医療用コルセットを装着し、腰椎にかかる負担を軽減させる。

■牽引・通電・温熱療法

長期的に有効であるという医学的根拠は明らかになっていない。

特に、脊柱管狭窄症の場合、痛みを放置すると、血管が収縮したり、筋肉が緊張したりして周囲の血流が低下します。その結果、発痛物質が患部に滞り、痛みやしびれが増幅するのです。

なお、炎症や血流低下ではなく、神経自体が障害されて激痛やしびれに襲われることがあり、消炎・鎮痛や血流改善を目的とした薬では効果が見られない場合がありました。

ところが、最近では、従来の鎮痛薬では対処できない難治性の症状にも効果を発揮する新薬が続々と登場しています。それぞれの特徴を医師から十分に聞き、理解したうえで使うといいでしょう。

（久野木順一）

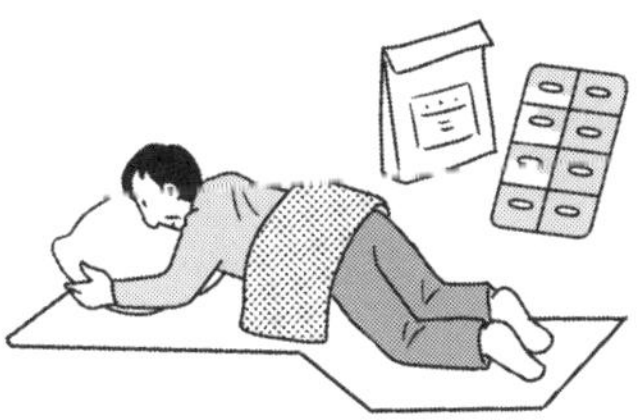

Q51 脊柱管狭窄症ではどのような薬が処方されますか?

脊柱管狭窄症《せきちゅうかんきょうさく》の薬物療法では、主に消炎鎮痛薬のNSAIDs《エヌセイズ》(非ステロイド性消炎鎮痛薬)が用いられます。しかし、患部の炎症を鎮めたからといって、脊柱管狭窄症の痛みやしびれが改善するとはかぎりません。そこで、消炎鎮痛薬とほかの薬剤とを同時に服用することによって症状の改善を試みます。

一般に消炎鎮痛薬とともに処方されるのは、**血管拡張薬**です。血管拡張薬には、プロスタグランジンというホルモンと似た働きをする物質の作用により、血管壁の平滑筋をゆるめて血管を広げる働きがあります。そのため、**虚血**《きょけつ》(血液が足りなくなること)が解消して、痛みやしびれが軽くなると考えられています。血管拡張薬は、脊柱管狭窄症の治療の8割以上で用いられ、大きな成果を上げています。

患者さんによっては、**筋弛緩薬**《しかん》や**ビタミンB_{12}製剤**、**抗ウツ薬**が用いられる場合があります。近ごろでは、鎮痛作用に優れたプレガバリンという**神経障害性疼痛治療薬**《とうつう》が使われるようになり、薬物療法だけでも症状をコントロールできる人が増えています。

(久野木順一)

Q52 鎮痛薬を飲みつづけると副作用の心配はありませんか？

鎮痛薬にかぎらず、どのような薬でも副作用が出てしまう可能性はゼロではありません。しかし、脊柱管狭窄症《せきちゅうかんきょうさく》では、処方された鎮痛薬が効くのであれば、しばらくの間は継続して服用したほうがいいでしょう。運動療法を無理なく行うためにも、痛みを軽減しておくことはとても重要ですし、日常生活でも痛みやしびれのためにうまく体を動かすことができないと、体がどんどん弱っていくからです。

痛みやしびれを止めるために、何種類もの内服薬がやむを得ず処方されることもあります。しかし医師は、それらの薬を一生飲みつづけてもらうつもりで処方しているわけではありません。とにかく痛みなく、らくな状態で生活できることが治療の第一目標なのです。

どうしても処方薬に疑問があるという場合には、医師にその意図について質問してみるのもいいでしょう。よく医師の説明を聞いてから服用し、副作用と思われる症状が出た場合には、直ちに服用を中止して、医師に相談するようにしてください。

（吉原　潔）

Q53 血管拡張薬の効果はどうですか？

脊柱管狭窄症《せきちゆうかんきようさく》では、腰の部分の神経を取り囲んでいる脊柱管が狭くなるため、神経に十分に血液が行きわたらずに、腰痛や足のしびれといった症状が現れます。そうした症状を示す患者さんに血管拡張薬のリマプロスト（「プロスタグランジンE1誘導体製剤」・製品名はオパルモン、プロレナールなど）を処方すると、脊柱管の狭窄によって圧迫された神経のまわりの血流が増加して、症状の改善を図ることができます。

「血液をサラサラにする薬」というよりは「毛細血管を拡張させて血のめぐりをよくする薬」です。副作用の出現率は低く、まれに、下痢《げり》・吐《は》きけ・ほてり・発疹《ほつしん》・腹部の不快感があるくらいです。ほとんど副作用らしい副作用がないのがこの薬のいいところです。

ただし、効果が強い薬というわけではないので、数日飲んでみただけでは、なかなか効果は実感できません。数週間続けて飲んでみて「前よりも少し改善したような気がする」という人は、薬が効いていると考えられるので、継続して内服してみてください。

（吉原　潔）

Q54 筋弛緩薬を処方されましたが、なんのためですか？

脊柱管狭窄症《せきちゅうかんきょうさく》では、痛みやしびれのために、筋肉が反射的に収縮してこり固まっていることが少なくありません。このように筋肉がこわばった状態が長く続くと、痛みやしびれが強くなります。

筋肉の緊張は、脳からの指令が中枢神経《ちゅうすう》（脳や脊髄《せきずい》の神経）を経て、筋肉に伝達されて起こります。**筋弛緩薬《しかん》**には、脳からの指令を抑えて、痛みによる反射でこわばった筋肉の緊張を和らげる働きがあります。

筋弛緩薬は、単独で処方されることは少なく、ほとんどの場合、鎮痛薬とともに処方されて相乗効果を図るものです。強い痛みを軽減するために、筋弛緩薬だけを単独で内服しても効果は期待できません。

なお、筋弛緩薬は、脊柱管狭窄症の痛みやしびれの軽減のほか、筋肉のこりによって生じる頸肩腕《けいけんわん》症候群（肩こり）、肩関節周囲炎、椎間板《ついかんばん》ヘルニアなどの腰痛症の治療にも用いられていいます。筋弛緩薬は、習慣性や長期服用による効果の低下は報告されていません。また、ほかの薬に比べて副作用が少ない薬といえます。

（吉原　潔）

Q55 神経障害性疼痛治療薬とは、どういう薬ですか？

病気で神経が圧迫されたり、ケガで神経が傷ついたりすると、神経が異常に興奮して痛みが起こります。痛みの原因となったケガや病気が治っても、神経が興奮したままになっていると痛みが取れません。このような状態を医学的には「神経障害性疼《とう》痛《つう》」といいます。脊柱管狭窄症《せきちゅうかんきょうさく》で腰・お尻《しり》から足にかけて起こるビリビリやジンジン、ズキズキと感じられる痛みも神経障害性疼痛に分類されます。

こうした痛みに効果を発揮するのが「神経障害性疼痛治療薬」で、プレガバリン（製品名はリリカ）とミロガバリンベシル酸塩（製品名はタリージェ）があります。

神経の内部には、痛みなどの感覚を伝達する物質が流れており、神経細胞間などで痛みを伝達するさいには、カルシウムイオンが関与しています。神経障害性疼痛治療薬には、このカルシウムイオンが細胞に流入するのを低下させる作用があります。その結果、痛みのもととなる興奮性神経伝達物質の放出を抑えて鎮痛作用を発揮すると考えられています。従来の鎮痛薬とは異なるしくみで痛みやしびれを抑えるので、これまでの鎮痛薬で効果が得られなかった人でも、改善が期待できます。

（吉原　潔）

Q56 ビタミンB12製剤は、脊柱管狭窄症にどのような効果があるのですか？

ビタミンB12は魚介類・レバーに多く含まれている天然の栄養成分で、血液を作り出したり神経を正常に保ったりする働きがあります。不足すると、貧血を起こしたり、末梢《まっしょう》神経の働きが悪くなり、手足にしびれが現れることもあります。

ビタミンB12の一種であるメチルコバラミンを薬剤にしたのがビタミンB12製剤です。脊柱管狭窄症《せきちゅうかんきょうさく》が進行すると、馬尾《ばび》（脊髄《せきずい》から馬のしっぽのように伸びている末梢神経）や神経根（脊髄から左右に枝分かれする末梢神経の根もと）が、狭まった脊柱管によって圧迫されて神経が障害を受けます。ビタミンB12製剤には、傷んだ神経の修復を促す働きがあります。

ビタミンB12製剤は、手足のしびれや痛みを伴う末梢性神経障害の治療に広く用いられるほか、糖尿病性神経障害に伴う神経痛や、味覚障害、嗅覚《きゅうかく》障害、耳鳴り、難聴、めまい、眼疾患《しっかん》、物忘れなどのうち、神経障害が疑われる場合にも処方されることがあります。

（吉原　潔）

Q 57 脊柱管狭窄症の治療で抗ウツ薬を使うのはなぜですか？

デュロキセチン（製品名はサインバルタ）は、ウツ病・ウツ状態を改善する薬として有名ですが、慢性腰痛症や変形性関節症の痛み止めとしてもしばしば処方されています。

日本ペインクリニック学会や国際疼痛《とうつう》学会のガイドラインでも、慢性疼痛への第一選択薬とされており、脊柱管狭窄《せきちゅうかんきょうさく》症による鎮痛補助薬としてよく用いられています。

さまざまな病気の痛みに効果を発揮する理由は、ウツも痛みも、大脳にある「左背外側前頭前野（ＤＬＰＦＣ）」が大きく関与しているからです。ＤＬＰＦＣは、判断力や意欲といった感情を担っており、働きが低下すると意欲が失われてウツ状態に陥ります。また、不安・恐怖・悲しみなどの感情を担う扁桃《へんとう》体を制御する働きもあり、ＤＬＰＦＣの働きが低下するとマイナスの感情が大きくなり、痛みを強く感じてしまうのです。デュロキセチンには、ＤＬＰＦＣの働きを高める作用があります。その結果、ウツ状態にも脊柱管狭窄症などの痛みにも対応するというわけです。（吉原　潔）

Q58 薬が効かなくなってきました。増量してもらったほうがいいですか？

脊柱管狭窄症《せきちゅうかんきょうさく》の薬物療法では、一定期間飲みつづけると、しだいに薬を飲んでも効果が得られなくなるケースが少なくありません。

痛みが強く日常生活に支障が出るようなら、医師と相談して薬を増量してもらってもいいと思います。ただし、安易に飲む量を増やせば副作用の心配も出てくるので、その点はよく検討してください。

また、これまで非ステロイド性消炎鎮痛薬を服用していたなら、神経障害性疼痛《とうつう》治療薬に替えたり、2種類を併用したりするなど、処方を見直してみるのも一つの手だといえます。体質に合わせて、漢方薬を試すのもいいでしょう。

とはいえ、それよりも大切なことは、薬に漫然と頼るのではなく、生活の中で症状を克服する方法を見つけることです。例えば、痛みが起こらないように姿勢や動作を見直す、運動療法を行う、といった自力ケアを行うほうが、薬よりも安全で確かな鎮痛効果が得られるはずです。

（清水伸一）

Q 59 漢方薬がいいと聞きましたが、どのくらい効きますか？

患者さんが漢方薬による治療を希望すれば、一般の整形外科でも、保険適用で漢方薬を処方することがあります。

脊柱管狭窄症《せきちゅうかんきょうさく》による足腰の痛みやしびれ、坐《ざ》骨《こつ》神経痛などに効果があるとされる漢方薬にはさまざまな種類があります。整形外科でよく使われる漢方薬としては、八味《はちみ》地黄丸《じおうがん》、当帰《とうき》四《し》逆加《ぎゃくか》呉《ご》茱萸《しゅゆ》生姜湯《しょうきょうとう》、疎《そ》経活血湯《けいかっけつとう》、芍薬甘草湯《しゃくやくかんぞうとう》、牛《ご》車腎気《しゃじんき》丸《がん》などです（左ページの表参照）。

漢方薬は、体質改善に向く薬であるため、効果が現れるまでに時間がかかります。最低でも2週間、通常は1～2ヵ月は続けてください。患者さんの中には、漢方薬のほうが効きやすいという人もいます。

また、手術直後などで激しい痛みがあったり炎症を抑えたりする場合には、速効性のある西洋薬が選択されます。つまり、漢方薬は、保存療法（手術以外の治療法）の期間に適した薬といえるでしょう。

（吉原　潔）

狭窄症の治療に使われる主な漢方薬

薬の名称	体力	こんな人に
八味地黄丸《はちみじおうがん》	普通～弱い	疲労感や倦怠感があり、尿の量が減少したり頻尿だったりする。ときに口の渇きを訴えることがあり、手足に交互に冷感と熱感が現れる人。腰部や下肢に脱力感がある人。
当帰四逆加呉茱萸生姜湯《とうきしぎゃくかごしゅゆしょうきょうとう》	弱い	手足の冷えを感じる人。特に下肢（足）が冷えると下肢や下腹部が痛くなりやすい人。
疎経活血湯《そけいかつけつとう》	強い～普通	痛みやしびれがある人。特に、冷えると症状が悪化する人。
芍薬甘草湯《しゃくやくかんぞうとう》	体力を問わず	筋肉のけいれんを伴う疼痛がある人。
牛車腎気丸《ごしゃじんきがん》	普通～弱い	疲れやすくて、手足が冷えやすく、尿の量が減少したり頻尿だったりする。また、口の渇きがある人。腰部や下肢の脱力感やしびれが強い人。

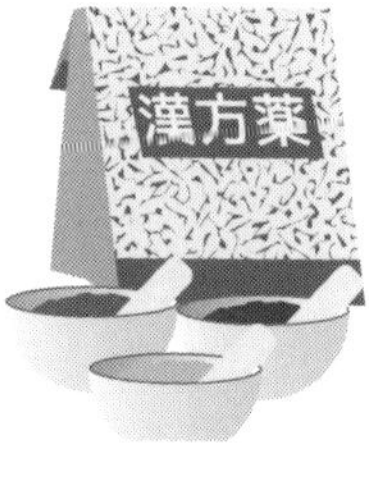

Q 60 湿布薬は効果がありますか？ 市販の湿布薬は何を選べばいいですか？

温湿布・冷湿布というのは昔の分類で、現在では当てはまりません。現在流通し、処方されている湿布のほとんどすべてが、痛み止めの湿布です。

メントールを含有しているものが多いので、冷湿布と間違われますが、皮膚への刺激で冷感があるだけで皮膚の温度変化はありません。温湿布に関しても同様で、温感物質（昔はトウガラシエキス）が含まれているために皮膚が刺激されて温かく感じるだけで、皮膚温度は上昇しません。

湿布には白い湿布と肌色の湿布があります。白い湿布はパップ剤と呼ばれ、昔ながらのものです。水分含有量が多いので、貼《は》るときに冷たく感じます。一方、肌色の湿布は比較的新しいもので、現在の主流です。粘着力がよく、はがれにくいので好評です。両方とも鎮痛薬（NSAIDs《エヌセイズ》）の成分が含まれており、効果に差はありません。

長時間貼りつづけると皮膚がかぶれることがあるので、貼りっぱなしにせず、皮膚を休める時間を作りましょう。

（吉原　潔）

第5章

運動療法についての疑問7

Q61 運動療法で本当によくなるのですか？

運動療法は、薬のような副作用がなく、動かす力や範囲を自分で加減しながらできるので、正しく行えば安全性の高い治療法です。腰部脊柱管狭窄症《せきちゅうかんきょうさく》（以下、脊柱管狭窄症）に対しては、以下の効果が考えられます。

●膨隆した椎間板《ついかんばん》を戻し、脊柱管や椎間孔《こう》（脊髄《せきずい》から左右に枝分かれした神経根の出口）を広げる効果
●肥厚《ひこう》した靭帯《じんたい》を伸ばして、脊柱管を広げる効果
●腰椎《ようつい》すべり症でずれた椎体をもとに戻す効果
●変性側弯《そくわん》症で曲がった腰椎を矯正する効果
●椎間関節のひずみを戻して椎間孔を広げる効果

運動療法への専門家の関心はにわかに高まっており、日本整形外科学会と日本腰痛学会がまとめた『腰痛診療ガイドライン2019』でも、運動療法は慢性腰痛の治療法として強く推奨（推奨度1）されるようになりました。効果を信じて取り組んでほしいと思います。

（銅冶英雄）

Q62 運動療法が不向きな人はいますか？

自分に合う運動を行うかぎり、運動療法は安全ですが、次に該当する人は、注意が必要です。

●神経マヒがある…脊柱管《せきちゅうかん》が狭窄《きょうさく》して神経が強く圧迫されると、足に力が入らなくなることがあります。足がマヒした下垂足《かすいそく》（足首から先の部分が上がらずに垂れ下がった状態）になった場合は、運動療法をやっている場合ではなく、早急に手術を検討する必要があります。

●排尿・排便障害がある…馬尾《ばび》（脊髄《せきずい》の末端にある末梢《まっしょう》神経の束）が圧迫されると、尿が出しにくくなったり、便秘になったりするなどの排尿・排便障害が現れることがあり、これもまた早急に手術を検討すべきでしょう。

●骨折、ガンの転移、感染症などがある…椎体の圧迫骨折やガンの転移、感染症などにより背骨が物理的に障害されている場合には、運動療法では改善できません。

これらの症状に該当しなくても、痛みやしびれが強いときには、無理は禁物です。

（銅冶英雄）

Q63 高齢者でも運動療法は効果がありますか？

高齢者こそ、薬に頼らず運動療法に励んだほうがいいでしょう。高齢でも、自分に合った運動療法を見つけて痛みやしびれの改善に成功し手術を回避している人はおおぜいいます。腰が曲がっている人でも、痛みが改善する自分に合った運動療法を続けていれば症状は大幅に軽減されます。

背骨の曲がり方は人によって異なっています。ネコ背姿勢で前に曲がっている人もいれば、横方向に曲がっている側弯《そくわん》の人もいます。しかし、腰の曲がりの方向によって、適した体操を決めるわけではありません。あくまでも、痛みを指標にして、痛みが改善する自分に合った体操を見つけ、続けていくことが大切なのです。

ただし、背骨が大きく曲がっている人は、運動療法を行ってもすぐに症状は改善しないことが多いかもしれません。それでも、体操で症状の改善が実感できるのであれば、よくなる可能性はありますから、あきらめずに自分に合った運動療法を続けてください。高齢になると体のバランスをくずしやすく、骨や筋肉が弱っていることも多いので、**転倒や骨折には十分に注意**しながら運動療法を行ってください。（銅冶英雄）

Q 64 手術をすすめられている場合でも運動療法を試したほうがいいですか？

まずは、運動療法などの保存療法（手術以外の治療法）を行い、症状の改善をめざすべきでしょう。実際に、手術をすすめられていた人でも運動療法を始めた結果、症状が改善して手術を回避できた例は数多くあります。

脊柱管《せきちゅうかん》が狭窄《きょうさく》する要因には、椎体《ついたい》（椎骨の前面）や椎間板、椎間関節の変性、靱帯《じんたい》の肥《ひ》厚《こう》などがあります（Ｑ１を参照）。このうち、硬い椎骨の変性によって狭くなった脊柱管を広げるのは手術で骨を削らないと不可能かもしれません。しかし、軟骨組織でできた椎間板や、柔軟な線維組織からなる靱帯などの軟らかい組織の変形が問題であれば、腰椎《ようつい》の適切な運動によって脊柱管の狭窄を改善に導くことは十分に可能なのです。

ただし、足が動かない神経マヒや、排尿・排便障害が現れたときは、早急に手術が必要です（Ｑ62を参照）。（銅冶英雄）

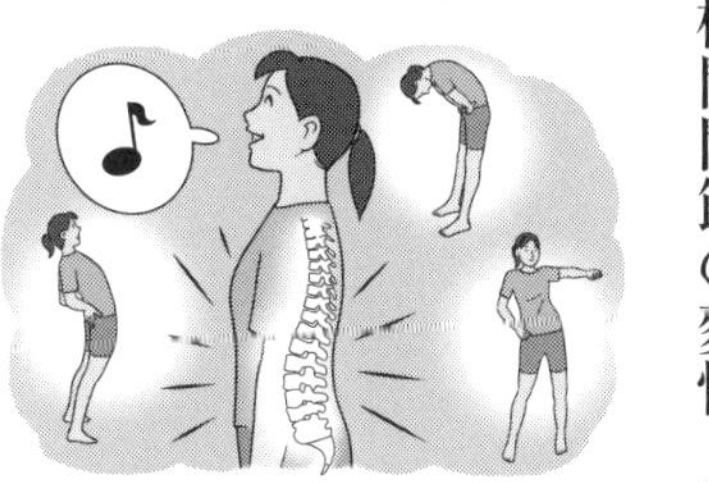

保存療法を試し尽くしてから、手術を検討すればいい

Q65 手術後でも運動療法を行っても大丈夫ですか？

手術後は、背骨が安定して、傷口がふさがるまでは、安静にしていなければなりません。手術後に運動療法を試していいかは、主治医の判断によるので、**主治医に確認してから運動療法を開始してください。**

手術を受けると、足腰の痛みは比較的早期に改善しますが、足のしびれが残ることがあります。脊柱管《せきちゅうかん》の狭窄《きょうさく》によって長期間圧迫されつづけていた神経は、手術で圧迫を取り除いても、すぐにもとどおりになるわけではなく、回復までに長く時間がかかるのです。このような症状にも運動療法の効果が期待できます。体を動かすことで傷んだ神経が刺激されてその働きが高まり、回復が促されるからです。痛みを指標にして、痛みを改善させる運動を続けてみてください。

また、背骨を金属で固定する固定術を受けた患者さんは、腰椎《ようつい》の動きが硬くなるため、運動療法を行ってもすぐには効果が現れにくく、症状が改善しないことも少なくありません。すぐに結果が出ないかもしれませんが、あきらめることなく、根気強く運動療法に取り組んでいくことが大切です。

（銅冶英雄）

Q66 手術後に痛みが改善したので、ラジオ体操を再開したいのですが大丈夫ですか？

腰に負担をかける体操とは

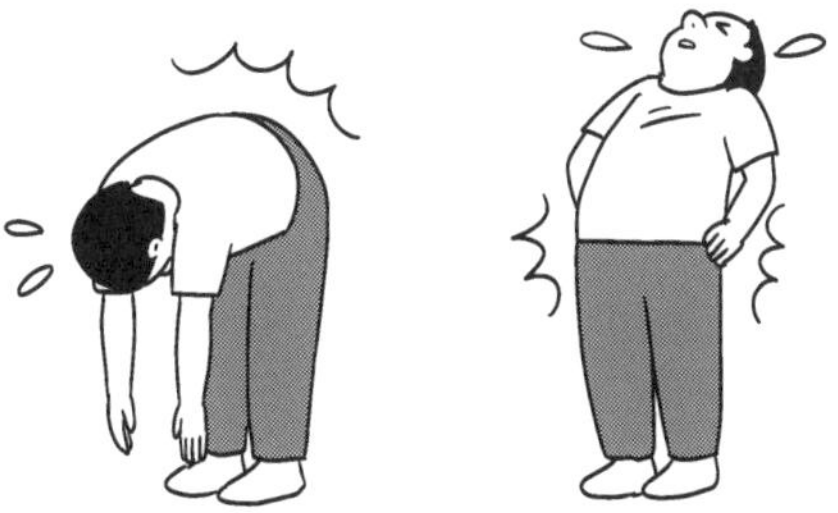

勢いをつけて前屈や後屈をすると、腰を傷めてしまう可能性がある。無理のない範囲でゆっくりと行うこと。

簡単な体操と思われがちなラジオ体操ですが、高齢者にとって体に負担の大きい運動も含まれています。というのも、ラジオ体操第１・第２の放送が始まったのは、１９５１年のこと。当時の日本人の平均寿命は、男性が60・８歳、女性が64・９歳で、ラジオ体操自体が、60歳以上の人が毎日行う前提で作られていないのです。そのため、勢いをつけて前屈や後屈をすると、腰を傷めてしまう心配があります。

実際に、当院には、ラジオ体操で腰を傷めて受診する人が何人もいます。特に腰の前後屈をするときは、無理のない範囲で注意しながら行ってください。

（銅冶英雄）

Q67 症状がよくなったら、運動療法はやめていいですか？

足腰の痛みやしびれが軽減し、外出や家事といった日常生活に支障がなくなったら、体操を1日おきにするなど、運動療法の頻度を段階的に減らしていくことについては問題ないでしょう。

ただし、脊柱管狭窄症《せきちゅうかんきょうさく》が起こる原因は、椎間板《ついかんばん》の変性、椎体（椎骨の前部）の変形、椎間関節の変性、靱帯《じんたい》（骨と骨をつなぐ丈夫な線維組織）の肥厚《ひこう》といった腰椎《ようつい》の複合的な変性によるものです。主に、加齢による変化なので、運動療法で痛みやしびれが軽減したり、一度に歩ける距離が長くなったりしたとしても、実際の腰椎の変性状態が治っているわけではありません。

あくまでも、一時的に症状が治まっているだけなので、**運動療法を全くやらなくなると、たいていの場合、症状は再発してしまいます**。ですから、痛みやしびれが軽くなったとしても、運動療法を続けてください。運動の頻度や回数を減らすなど、日常生活の中で負担にならないように、運動を組み込んでいくといいでしょう。

（銅冶英雄）

第6章

ほかの保存療法についての疑問15

Q68 牽引療法を受けていますが、続けたほうがいいですか？

牽引《けんいん》療法とは、専用の牽引器で脊椎《せきつい》（背骨）、あるいは四肢《しし》（手足）を引っぱる物理療法です。背骨の靱帯《じんたい》（骨と骨をつなぐ丈夫な線維組織）や筋肉などが引き伸ばされたり、神経の圧迫がゆるんだり、マッサージ効果で血流が改善されたりすることが期待できるといわれています。中には、この治療法で症状が一時的に改善する人もいるでしょう。

腰痛の治療指針をまとめた『腰痛診療ガイドライン2019改訂第2版』によれば、坐《ざ》骨《こつ》神経痛を伴う腰痛に対する牽引療法は、一部に効果があったという研究結果もありますが、明らかな効果を認めなかったという報告もあり、現在のところ十分なエビデンス（科学的根拠）に乏しいとされています。ガイドライン策定委員会では、「行うことを弱く推奨する」としています。牽引療法を行って症状が改善するなら続けてもいいですが、1～2ヵ月試しても症状の改善が実感できなければ、牽引のために通院するのはやめてほかの治療法に切り替えることをおすすめします。

（銅冶英雄）

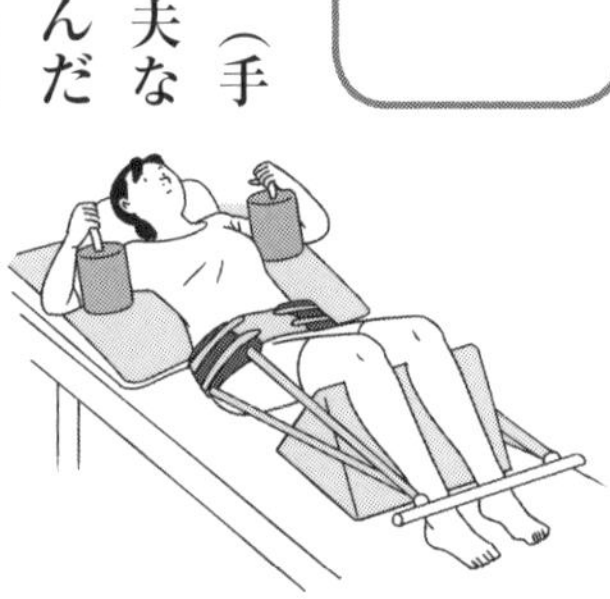

Q69 温熱療法は効果がありますか？

温熱療法とは、痛む部分を温湿布やホットパック、入浴などで温める治療法です。脊柱管狭窄症《せきちゅうかんきょうさく》による足腰の痛みやしびれは、冷えがあると悪化します。脊柱管の狭窄によって神経周囲の血管が収縮して血流が悪化した状態に冷えが加わると、筋肉や靱《じん》帯《たい》が著しく硬直し、症状が一段とひどくなってしまうのです。

こうしたことから、痛む部分を温めて血流を促す温熱療法は、脊柱管狭窄症による足腰の痛みやしびれの緩和に、とても有効と考えられます。

家庭では、入浴が大変有効です。入浴には、全身の血流を促して筋肉の硬直をほぐす効果があります。シャワーですまさず、湯船にお湯をためて入浴し、腰を十分に温める習慣を持つようにするといいでしょう。

入浴のさいは、肩まで漬かる全身浴がおすすめですが、のぼせないように注意してください。また、心臓の弱い人は、入浴方法について医師とよく相談してください。（清水伸一）

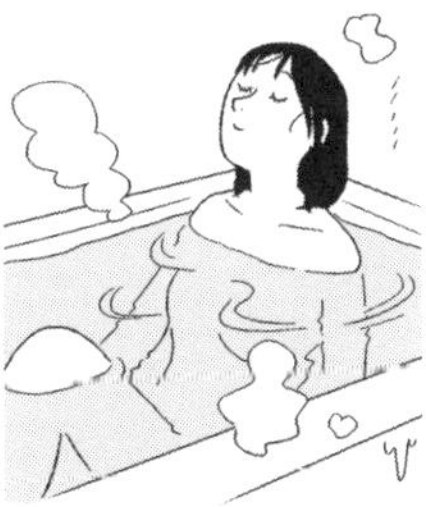

入浴で腰を十分に温めるといい

Q70 超音波療法は効果がありますか？

超音波療法とは、人間の耳では聞こえないほど高い周波数の超音波（20キロヘルツ《キロヘルツ》以上）を患部に当てて、そこから生じる熱とエネルギーによって、痛みやしびれを緩和させる治療法です。

超音波は、筋肉、靱帯《じんたい》、腱《けん》、骨といった深部組織に到達すると、熱エネルギーに変換されて温熱作用が生じます。これにより、腰椎《ようつい》周辺の血流を促し、筋肉の緊張をゆるめて痛みやしびれを軽減させることができるとされています。

具体的には、超音波の出る機器を患者さんの患部に当て、皮膚の上から機械より発生する超音波の振動を患部へと伝えていきます。

ただし、慢性腰痛に対するこうした温熱療法の効果について、日本整形外科学会と日本腰痛学会監修の『腰痛診療ガイドライン2012』では、**明確なエビデンス（科学的根拠）は認められない**と述べられています。前述した牽引《けんいん》療法（Q68を参照）と同様、超音波療法を1～2ヵ月程度受けてみて、症状が和らぐようなら続け、効果がないと感じたら、ほかの治療法に切り替えるといいでしょう。

（銅冶英雄）

Q71 脊髄電気刺激療法について教えてください。

脊髄《せきずい》電気刺激療法とは、痛みを脳に伝えている脊髄を電気で刺激して痛みの信号を変化させる治療法で、電極と内蔵電池を体内に埋め込みます。狭窄《きょうさく》部位を広げる外科手術と比べて体への負担がはるかに軽く、80歳以上の人や腎《じん》不全で血液透析を受けているような合併症のある人でも可能な治療法です。

これまでに発表された論文によれば、脊柱管《せきちゅうかん》狭窄症や圧迫骨折などによる慢性難治性疼痛《とうつう》の患者さんの87％、末梢《まっしょう》神経損傷の患者さんの68％で痛みが緩和したと報告されています。米国では、毎年４万人以上が脊髄電気刺激療法を受けており、すでにスタンダードな治療法になり、現在も刺激法などの研究が進み、非常に有効な治療法になっています。日本では１９８２年に国内で臨床使用が承認され、１９９２年からは保険適用となり、一部のペインクリニックや麻酔科で実施されています。

保険適用の条件には、①薬でも痛みが軽減しない、②手術ができない、あるいは手術してもらくにならない、③神経ブロックでも鎮痛効果が持続しない、という三つの条件があります。

（河西　稔）

脊髄電気刺激療法とは

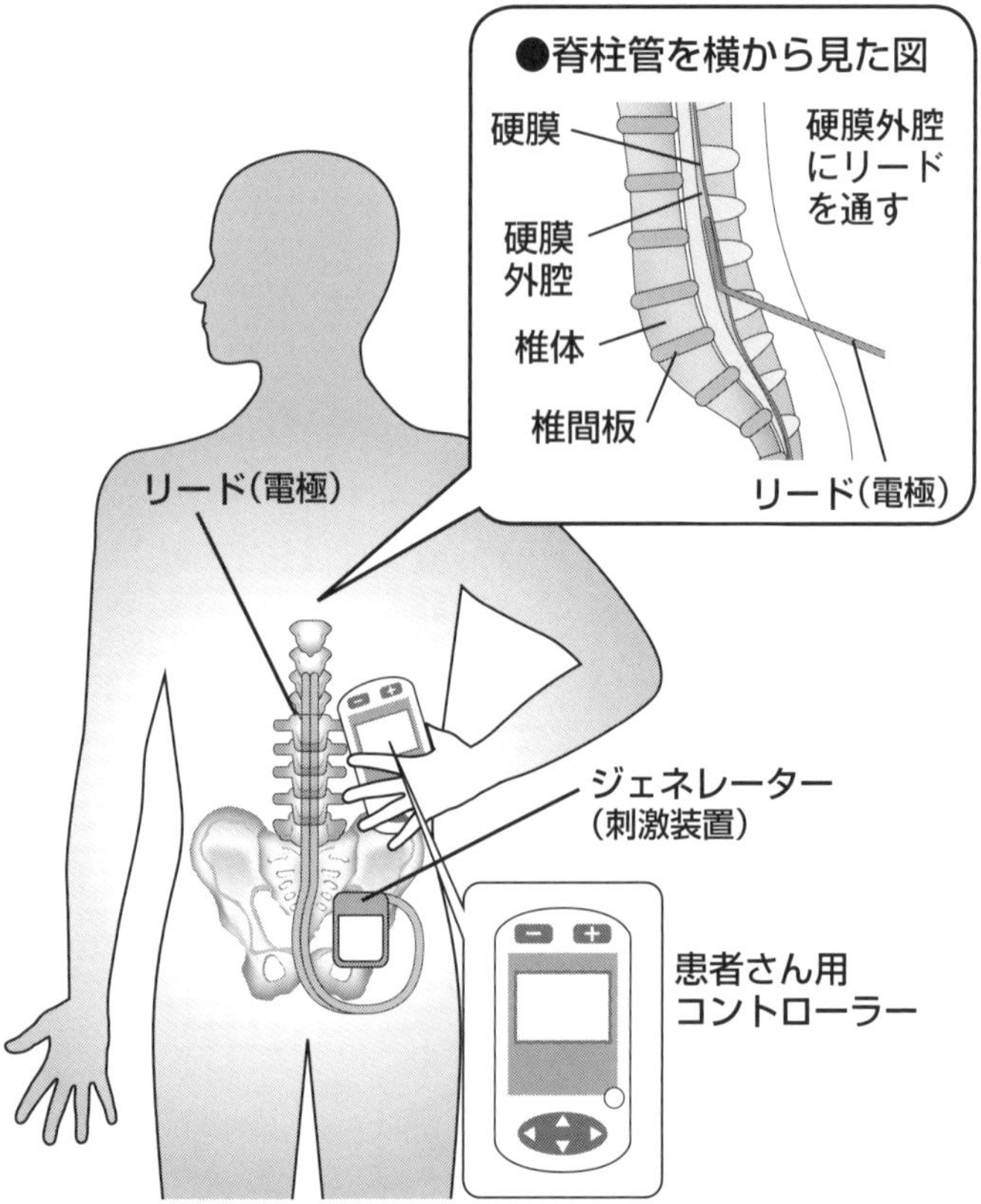

脊柱管内の硬膜外腔に、電気を流す電極リード線を留置し、さらに電気回路と電池が内蔵された小さなジェネレーターを体内に埋め込む。

ジェネレーターの操作は、皮膚の上からスマートフォンのようなコントローラーで行う。

Q72 コルセットは、いつまで着けていればいいのですか？

コルセットは、①低下した筋力を補う、②姿勢を正す、③腰の可動域（動かせる範囲）を制限する、④痛みを軽減する、⑤腰をサポートするといった目的で使用します。痛みが強い場合には、上下の幅が広く、支柱のあるしっかりしたタイプを選ぶといいでしょう。症状が改善してきたら、支柱がなく幅の狭い簡易タイプに替えていきます。

装着するさいには、おなかを圧迫しないように注意しながら、腰にフィットさせてきつめにベルトを締めるのがコツです。痛みが和らいだら、ベルトをゆるめるように加減していきましょう。また、就寝中はコルセットをはずし、食事のさいにはベルトをゆるめるようにします。

痛みが軽減してきたら、コルセットに頼らず、無理のない範囲で、腰まわりの筋肉を鍛えるトレーニングを行うようにしてください。コルセットを漫然と使いつづけるのは、腰周囲の筋力の低下を招き、症状の悪化につながりかねません。痛みの強い時間帯や、腰に負担のかかる動作をするときに限定して使用するといいでしょう。

（清水伸一）

Q73 整体やカイロプラクティックは効果がありますか?

脊柱管狭窄症《せきちゅうかんきょうさく》の患者さんの中には、整形外科を受診しながら、整体やカイロプラクティックなどで施術を受ける人も少なくありません。これらの施術でいい結果が得られれば、「整形外科へ通院しなくてもいいのではないか」という相談を受けることがあります。

カイロプラクティックは、手技で骨格や関節のゆがみを整える治療で、本来はカイロプラクターを名乗るには、WHO（世界保健機関）の基準を満たす必要があります。整体は、関節や筋肉のゆがみなどを手技で調整する方法ですが、特に必要な資格はありません。いずれにしても、よく調べて確かな技術のあるところを選んでください。

同時に、整形外科への通院も、定期的に続けるべきでしょう。なぜなら、脊柱管狭窄症は、時間がたつと狭窄の状態が変化することがあり、そのために症状が変わったり、それまでの整体院などでの施術が効かなくなったりする場合もあるからです。そうしたときに、整体院では対応できませんから、年に最低でも1～2度は整形外科で診療を受けることが肝心です。

（竹谷内康修）

Q74 鍼灸治療は効果がありますか？

鍼灸治療《しんきゅう》とは、鍼《はり》やお灸によって経絡《けいらく》（気の通路）を刺激し、体のバランスを整える治療法のこと。専用の鍼をツボや患部に刺して治療するのが鍼治療で、もぐさを使用して熱による刺激を患部やツボへ与えるのが灸治療です。症状に応じて使用する針の太さを選んだり、もぐさの量や熱の加え方を調整したりと、鍼灸師の技術や経験によって、その効果にも大きな違いがあります。

こうした東洋医学の伝統治療は　中国では正式な医療行為として認められており、日本でも鍼治療を行うには「はり師」という国家資格が必要です。

ＷＨＯ（世界保健機関）でも、痛みやしびれの軽減、血流の促進、痛みを発する物質の除去、自律神経（意志とは無関係に血管や内臓の働きを支配する神経）を調整する効果などのあることが認められています。

脊柱管狭窄症《せきちゅうかんきょうさく》は時間とともに、狭窄の状態が変化するため、年に最低でも1～2度は整形外科で診察を受けて狭窄の状態を確認し、そのうえで信頼のおける鍼灸院でそのときの症状に応じた治療を受けるようにしてください。

（清水伸一）

Q75 テレビでも紹介された「IMS」という治療法について教えてください。

画像検査で脊柱管《せきちゅうかん》の狭窄《きょうさく》が認められた場合でも、足腰に痛みやしびれを引き起こしている原因が、筋性痛（筋・筋膜痛）であることは少なくありません。筋肉に生じたしこり状の発痛体（トリガーポイントという）が痛みを発しているのです。

そうした「筋性痛の治療法として私がしばしば用いているのが「筋肉内刺激法（IMS治療）」です。これは、カナダ人医師が開発したトリガーポイント治療の一種で、東洋医学の鍼《はり》治療に用いる細い針を、トリガーポイントに刺し、抜き去るというもの。日本では私が初めて導入しました。

IMS治療は、治療直後に痛みが軽減し、時間とともに、慢性痛が取れてくるのが特徴で、ペインクリニックを中心に、ほかの医療機関でも広まりつつあります。このように、整形外科に長く通院しても痛みやしびれが改善しないようなら、ペインクリニックを訪ねてみるのもいいでしょう。異なる視点で改めて痛みの原因を探すことで、症状改善に結びつく可能性が高まります。

（北原雅樹）

Q76 マッサージを受けたら、逆に痛みが強くなりました。なぜですか？

脊柱管狭窄症《せきちゅうかんきょうさくしょう》などの慢性腰痛に悩む人は、腰の周辺の筋肉がガチガチに固まって血流が悪化しています。そのため、老廃物や発痛物質が排出されにくい状態になっています。適切なマッサージによって筋肉が柔軟になると、血流の改善によって老廃物や発痛物質の排出が促され、痛みやしびれが軽減します。

しかし、マッサージを受けたことで、腰の痛みが悪化したというケースも少なくありません。例えば、無理な力で傷んでいる腰を押しもみすると、もみ返しが起こるだけでなく、椎間板《ついかんばん》（クッションの役目をする軟骨）がさらに飛び出てしまったり、硬くなった腰の筋肉を傷めたりすることがあります。骨がもろくなっている場合には、折れてしまう心配もあります。もし、マッサージを受けて、腰の痛みが悪化するようであれば、すぐに中止してください。腰痛対策にマッサージを受けるのであれば、ソフトな手技で行うのが前提です。そして、ソフトでも、しっかり筋肉をほぐすことのできる技術の高い治療院を選ぶのが肝心です。

（清水伸一）

Q77 神経ブロック注射についてくわしく教えてください。

神経ブロック注射とは、痛む部位の神経の近くに局所麻酔薬かステロイド薬をまぜた局所麻酔薬を注射する治療法です。的を絞って薬液を注入するため、鎮痛効果が高いのが特徴です。

ブロック注射には、感覚神経の興奮を麻酔薬で鎮め、一時的に脳に痛みが伝わらないようにする働きがあります。また、血管を広げて血流を促すことができるため、痛みのもととなる発痛物質を洗い流す効果もあります。さらに、痛みによって硬直していた筋肉を和らげて、筋肉で発生している痛みを軽減させる働きもあるのです。

脊柱管狭窄症《せきちゅうかんきょうさく》で用いられるブロック注射は、大きく分けて2種類あります。脊髄神《せきずいしん》経を包む硬膜という膜の外側に局所麻酔薬を注射する「硬膜外ブロック」と、脊髄から枝分かれした神経根に直接もしくは神経周囲に薬液を注射する「神経根ブロック」です。いずれのブロック注射も入院の必要はなく日帰りで行うことができ、治療には保険が適用されます。アレルギーのある人は、ブロック注射を受けられないことがあるので、事前に必ず医師に申告してください。

（吉原　潔）

神経ブロック注射とは

●硬膜外ブロック

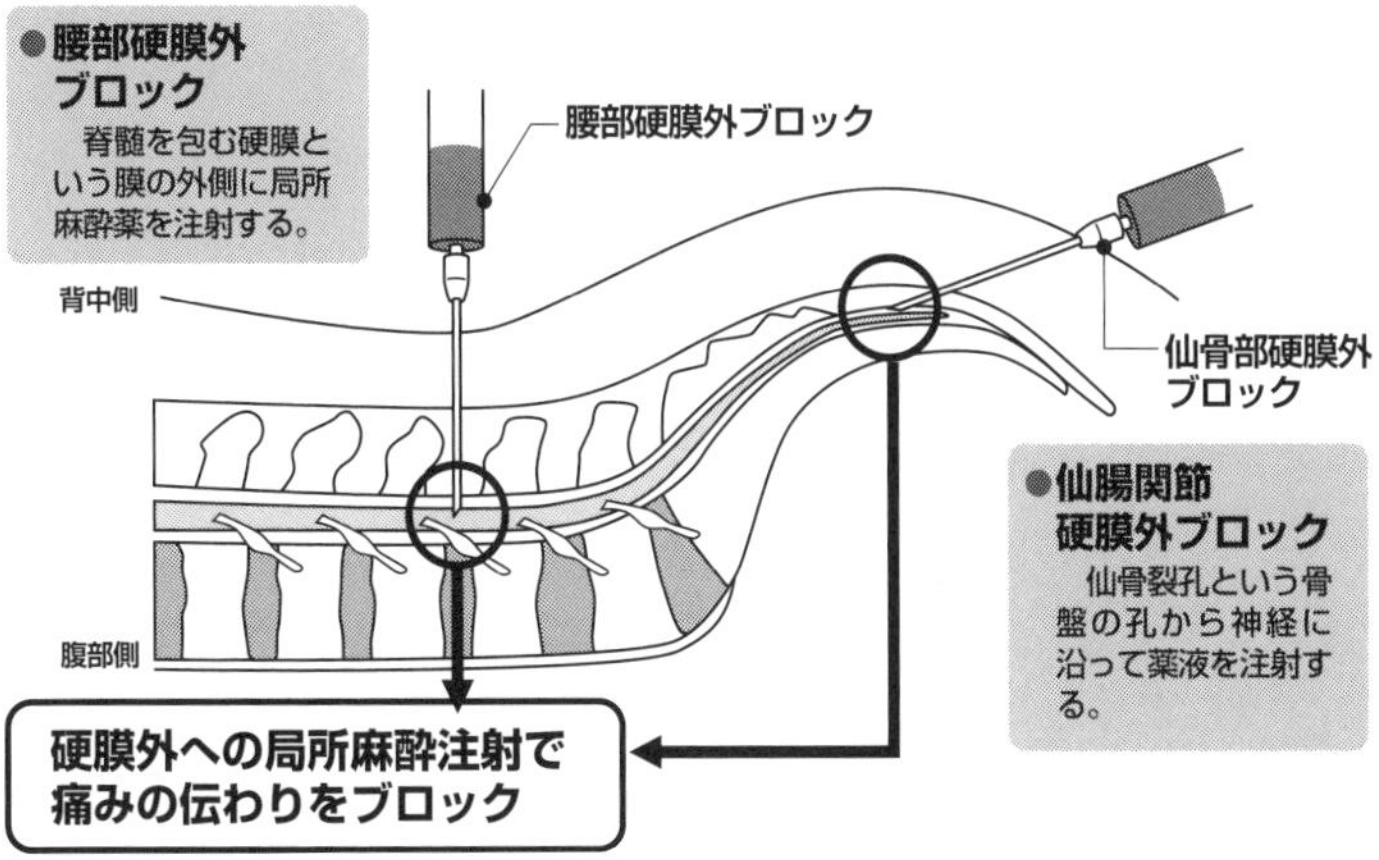

●神経根ブロック

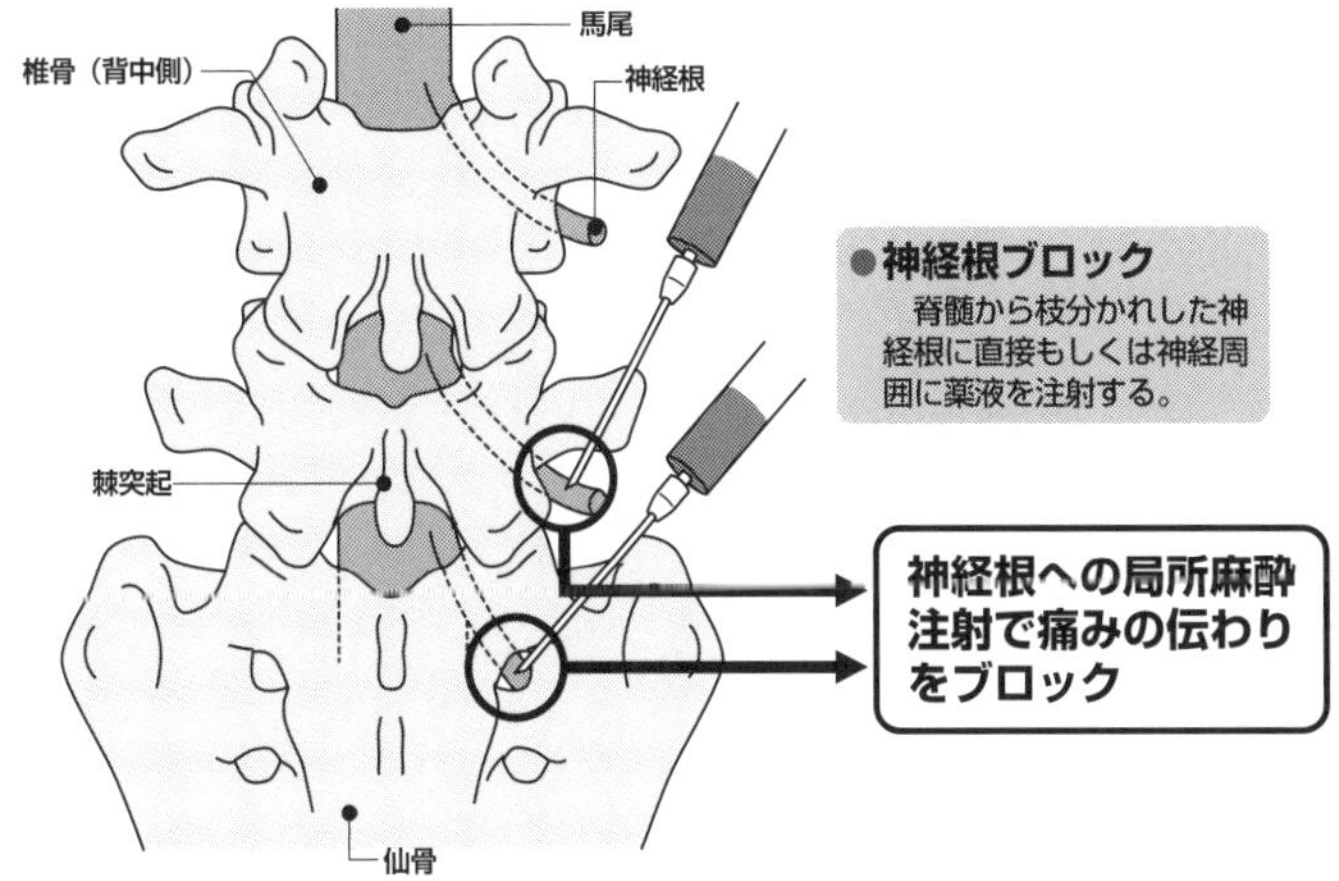

Q78 トリガーポイント療法とはどのような治療法ですか？

トリガーポイント療法とは

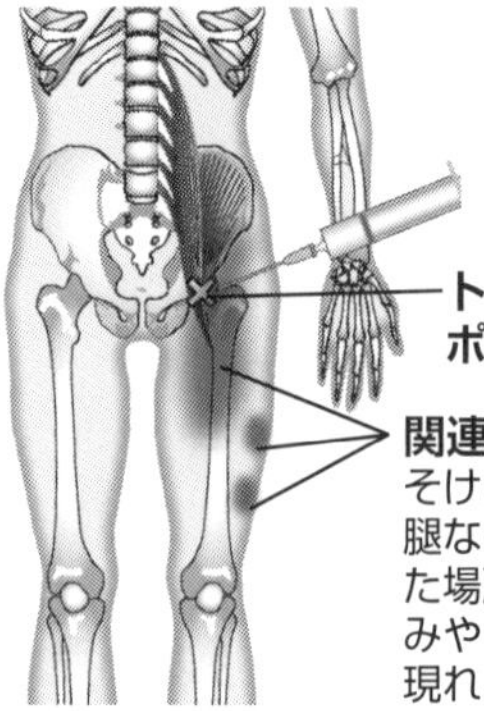
関連痛
そけい部や下腿などの離れた場所にも痛みやしびれが現れる。

トリガーポイントへの局所麻酔薬の注射で痛みの伝わりをブロック

●トリガーポイント注射
筋肉や筋膜がこり固まって痛みを発している部分に局所麻酔薬か、生理食塩水を注射する。鍼で刺激してもいい。

トリガーポイントとは、筋肉の線維が短く縮んで生じたしこりのこと。トリガーとは「引き金」、ポイントは発信源という意味で、脊柱管狭窄症《せきちゅうかんきょうさく》での足腰の痛みやしびれの多くは、トリガーポイントが原因ではないかといわれています。

トリガーポイントに局所麻酔薬を注射するのがトリガーポイント療法で、1回の治療だけで脊柱管狭窄症の痛みやしびれが和らぐ人も少なくありません。一つのトリガーポイントに注射する局所麻酔薬の量は、1～5ミリリットルと少量なので安全性も高く、数ヵ所から十数ヵ所に注射をするのが一般的です。安全性も高く、速効性にも優れた治療法で、健康保険が適用されるため治療費も安価です。

（加茂　淳）

仙腸関節とは

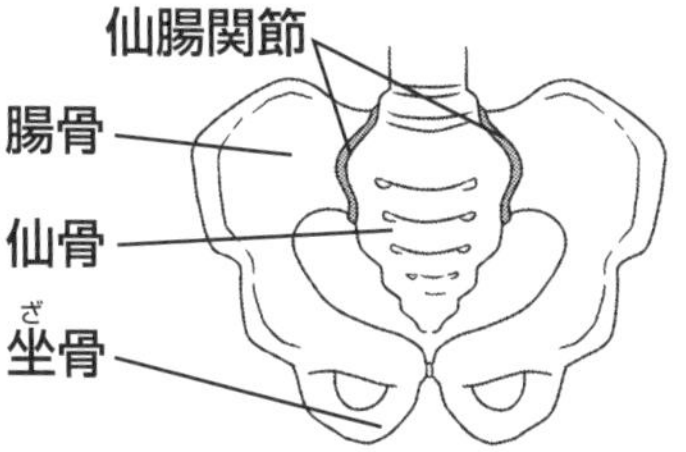

腰椎を支える骨盤の中央部にあるのが仙腸関節。ふだんから重い体重を支えている。仙腸関節には2～3ミリの遊びがある。

Q79 AKA療法についてくわしく教えてください。

脊柱管狭窄《せきちゅうかんきょうさく》症のような慢性腰痛の根本原因は、骨盤の中央部にある仙腸関節（仙骨と腸骨をつなぐ関節）の動きの異常や炎症にあると考えるのが、ＡＫＡ《エーケーエー》療法（正式には「ＡＫＡ―博田《はかた》法」）です。ＡＫＡ療法では、機能障害を起こした関節を、関節運動学の理論に基づいた手技療法で正常に動くようにして、足腰の痛みやしびれを改善に導いていきます。

治療の目安は、仙腸関節の機能異常だけなら、数回程度、約3週間で完治が期待できます。一時的な炎症を伴っているなら、月に1～2回、3ヵ月程度の治療が必要です。慢性的な炎症がある場合は完治は難しくなり、定期的な治療で症状をコントロールします。ＡＫＡ療法を受けるには、**日本ＡＫＡ―博田法医学会**認定の専門医・指導医に相談してください。インターネットで探すことができます。

（住田憲是）

Q80 プラセンタ療法とはどのような治療法ですか？

脊柱管狭窄症《せきちゅうかんきょうさく》による痛みやしびれの改善に有効であると注目を集めているのが、「プラセンタ療法」です。プラセンタとは哺乳《ほにゅう》動物の胎盤のことで、医療現場で用いられているプラセンタは、人間の胎盤から抽出したエキスです。プラセンタ療法では、プラセンタのエキス剤を皮下または筋肉に注射する治療が主に行われます。

そもそも胎盤は、母親から胎児に酸素や栄養を受け渡す役割を担う臓器で、胎児の成長に必要な多種多様な栄養や生理活性物質（体の働きを活発にする物質）が豊富に含まれています。プラセンタを補うと、体内でＨＧＦ（肝細胞増殖因子）やＮＧＦ（神経細胞増殖因子）などの成長因子が活発に働き、脊柱管の狭窄により傷んだ神経細胞の修復が促されると考えられています。

また、プラセンタには細胞活性作用や血流促進作用、抗炎症作用など20もの薬理作用があるとされ、これらが複合的に作用して、脊柱管狭窄症の痛みやしびれを改善に導くと考えられています。私自身も脊柱管狭窄症の治療にプラセンタ療法を取り入れており、その有効性を強く感じています。

（清水伸一）

Q81 筋膜リリースについて教えてください。

今まで脊柱管狭窄症《せきちゅうかんきょうさく》が原因とされてきた足腰の痛みやしびれの多くは、実は、足腰の筋膜（筋肉を覆う薄い膜）や腱《けん》、靱帯《じんたい》（骨と骨をつなぐ丈夫な線維組織）といった結合組織（Ｆａｓｃｉａ《ファシア》）の癒着などの異常が原因で起こることがわかってきました。この病態を専門的には、「筋膜性疼痛《とうつう》症候群（ＭＰＳ）」とも呼びます。そして、エコー（超音波）検査の機器で結合組織のようすを確認しながら、異常が生じた結合組織に生理食塩水や局所麻酔薬などを注射して痛みを除くのが、「エコーガイド下筋膜リリース」です。この治療を行うと、足腰の痛みやしびれが、その場でスーッと軽くなるので、画期的な治療法として２０１２年に発表後、大きな注目を集めました。現在では、筋膜以外の結合組織にも生理食塩水などを注射するため、「ファシア・リリース」と呼ばれるようになっています。安全性が高く消痛効果にも優れていることから、今後広く普及すると思われます。ファシア・リリースを受けたい場合は、インターネットで一般社団法人「日本整形内科学研究会」のホームページを検索し、実施施設を確認してください。

（木村裕明）

Q82 通院治療の費用は一般的にどれくらいかかりますか？

脊柱管狭窄症《せきちゅうかんきょうさく》の治療では、患者さんの痛みやしびれの症状や治療方法によって費用が異なります。ただし、治療費は、診療行為ごとに医療点数が定められており、点数の合計に応じた治療費が請求されます。

通院治療にかかる費用の目安は、以下のとおりです。

- ●再診料　730円
- ●消炎鎮痛などの物理療法の処置料　350円
- ●神経根ブロック　1万5000円
- ●トリガーポイントブロック　800円（使用薬剤によって異なる）
- ●腰傍脊椎《ぼうせきつい》神経ブロック　900円
- ●仙骨部硬膜外ブロック　3400円

これらの処置を併せて治療費の総額が決まりますが、健康保険が適用されるため、実際には、70歳未満は3割、70～74歳は2割、75歳以上は1割負担（70歳以上で現役並み収入の人は3割負担）となります。

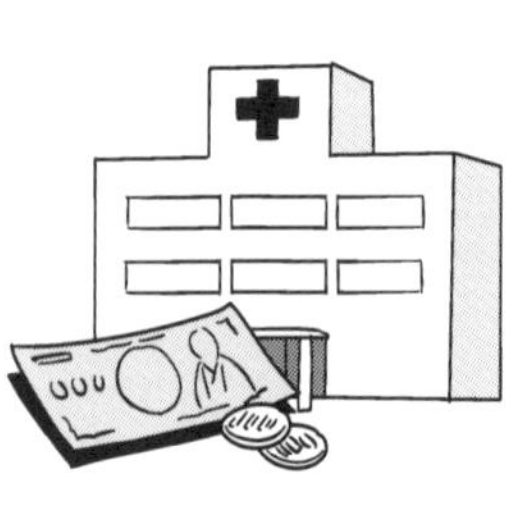

（清水伸一）

第7章

セルフケアについての疑問27

Q 83 脊柱管狭窄症の治療中は、できるだけ安静に過ごしたほうがいいですか？

腰部脊柱管狭窄症《せきちゅうかんきょうさく》（以下、脊柱管狭窄症）では、少し動いただけで激痛が走るような急性期には体を無理に動かす必要はないのですが、我慢できるくらいに痛みが和らいだら、できる範囲で体を動かしたほうがいいでしょう。

実際、フィンランドで急性腰痛の患者さん186人を対象に行った研究では、安静にしたグループよりも動ける範囲内で日常生活を続けたグループのほうが、3週間後と12週間後のどちらの時点においても腰痛が早く回復したという結果が出ています。

脊柱管狭窄症の人は、高齢でもできる範囲で家事や散歩を行ったり、外出したりするようにしてください。また、痛みの出ない程度に運動を行うことも重要です。

なお、体を動かすときは、ときどき前かがみの姿勢を取る、重い物を持ち上げないといったように、痛みがなるべく出ない姿勢や動作のコツをつかむことが大切です。そうすれば、行動範囲が広がって、QOL（生活の質）も高く保つことができるでしょう。

（清水伸一）

Q84 和式生活と洋式生活では、どちらのほうが腰に負担をかけませんか？

答えはズバリ、洋式の生活です。

脊柱管狭窄症《せきちゅうかんきょうさく》の痛みやしびれは、前かがみ姿勢を取ることで防いだり和らげたりできます。これは、前かがみ姿勢を取ると脊柱管が広がり、神経の圧迫が和らぐためです。ただし、症状の予防・改善にいいからといって、何時間も前かがみ姿勢ばかりを取りつづけるのは問題です。特に、座り姿勢には注意が必要で、一般に、いい姿勢といわれる正座でも、高齢者ではあごが前に出た前かがみの姿勢を続けがちです。その点、イスに座る洋式生活なら、座っているときに前かがみ姿勢ばかりを続けずにすみます。また、洋式生活では、和式生活と違って立ったりしゃがんだりをくり返さないので、足腰への負担も軽くなります。

イスに座るときは、深く腰かけて背もたれで腰を支え、あごを引くようにしましょう。イスの高さは、深く腰かけたときに足裏全体が床につき、ひざが直角から少し開く程度になるのが理想的です。

（清水伸一）

Q 85

症状が和らぐのでいつも腰を丸めていますが大丈夫ですか？

確かに、脊柱管狭窄症《せきちゅうかんきょうさく》の患者さんは、背中や腰を丸めて前かがみになると、症状が和らぎます。そのため、整形外科医からも、前かがみの姿勢を指導されることがあります。

しかし、これは痛みやしびれを一時的にやりすごすための応急処置と考えたほうがいいでしょう。というのも、患者さんはただでさえ、背骨本来のS字カーブがくずれて腰椎《ようつい》（背骨の腰の部分）に過剰な負担がかかっています。そこに腰を丸めた前かがみ姿勢が加われば、背骨はますますゆがみ、脊柱管の狭窄が進行してしまいます。

原則としては、脊柱管狭窄症の人も健康な人と同様に、背すじを伸ばし、背骨がS字カーブを描くように意識して正しい姿勢で過ごすことが大切です。

とはいっても、無理に胸を張って腰を反らす必要はありません。「痛みやしびれが現れるか現れないか」というギリギリの位置（ニュートラルポジション）まで上体を軽く起こすようにしましょう。

（清水伸一）

Q86 間欠性跛行を起こりにくくする方法はありますか？

歩行中に間欠性跛行《はこう》の痛みやしびれが現れそうになったら、できるだけ早く立ち止まり、前かがみの姿勢を取ってすぐに休憩しましょう。痛みやしびれの現れそうな兆候があるのに我慢して歩きつづけてしまうと、症状が余計に強く現れるだけでなく、そのたびに神経が傷んで症状がどんどん悪化し、一度に歩ける距離がしだいに短縮されてしまう恐れがあるからです。

前かがみ姿勢で休憩を取っても、痛みやしびれの回復に時間がかかる場合は、「おじぎストレッチ」を試してみてください。痛むほうの足を後ろに引いて立ち、おじぎをするように上体を前に倒して腰を丸めるストレッチです。間欠性跛行が起こるたびに10回程度行うと、回復が早まります。

（清水伸一）

おじぎストレッチのやり方

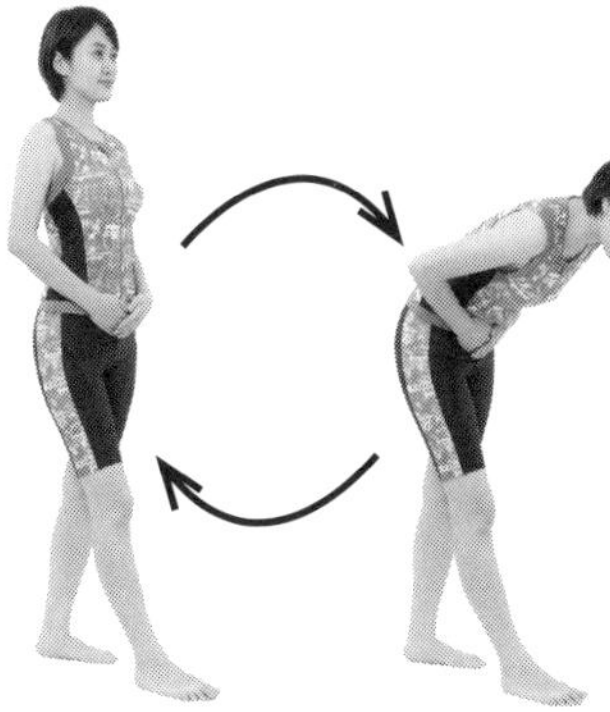

痛むほうの足を後ろに引いて立ち、おじぎをするように上体を前に倒して腰を丸める。これを10回くり返す

Q87 間欠性跛行で、しゃがんで休むのが恥ずかしいのですが、いい方法はありますか？

間欠性跛行《はこう》（こま切れにしか歩けなくなる症状）が起こりそうになったら、立ち止まってスマートフォンや携帯電話の画面を見るようにしてください。画面をのぞき込むことで自然と前かがみの姿勢になるので、痛みやしびれを緩和することができます。靴ひもを結び直すふりをしてしゃがみ込むのもいいでしょう。ベンチなどの座れる場所があれば、腰をかけて体を前に倒して休んでみてください。

また、壁に寄りかかってひと休みするという方法もあります。壁から半歩離れたところに立ち背中を壁にもたれかけた姿勢は、自然と前かがみの姿勢が取れるので、人目を気にせずに休むことができます。駅までの通り道や散歩コースの途中などに寄りかかりやすい壁がないかどうか、日ごろから間欠性跛行が出たときに休める場所を、意識して探しておいてください。そうすれば、痛みやしびれに臆することなく、積極的に外出する意欲もわいてくるでしょう。気分転換が図れて気持ちが前向きになれるほか、筋力アップにもなるので、症状の改善に役立ちます。

（清水伸一）

Q 88 らくな歩き方を教えてください。

間欠性跛行《はこう》（こま切れにしか歩けなくなる症状）に悩む人に試してほしいのが、爪先《つまさき》とかかとを同時にベタッと地面につけて、足底全体で着地する「ベタ足歩き」です。

ベタ足歩きをすると、歩行時の安定感が増し、ふらつきにくくなって、らくに歩くことができます。私たちの足底は、母趾球《ぼしきゅう》（足の親指のつけ根）・小趾球《しょうしきゅう》（足の小指のつけ根）・かかとの3点で支えていますが、ベタ足で着地すると、この3点支持が最大限に発揮されるからです。また、ベタ足で歩けば、かかとから着地し爪先でけり出す通常の歩き方と違って、脊柱管《せきちゅうかん》を狭めるようなことはありません。（清水伸一）

ベタ足歩きのやり方

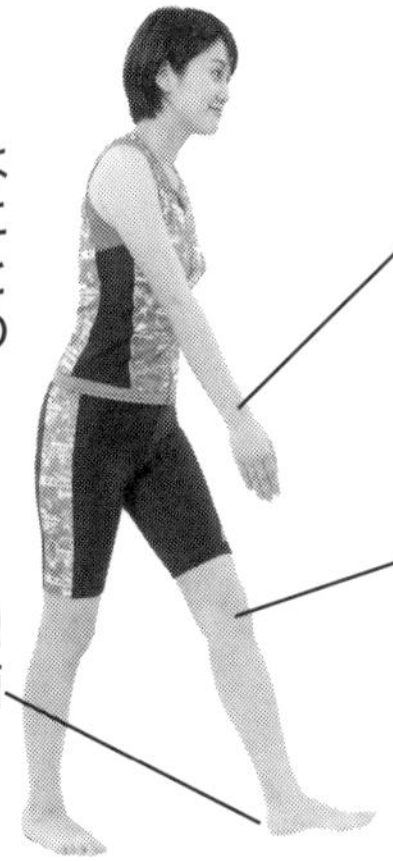
異常感覚のある人はベタ足着地のたびに足指全体をギュッとにぎることで着地の実感が得られる
歩行に合わせて腕はゆっくりと前後に振る
ひざは軽く曲げて重心を前に置く
爪先とかかとを同時にベタッと地面につける
※杖を使ってもいい

Q89

階段でらくに上り下りする方法を教えてください。

階段の上り方・下り方

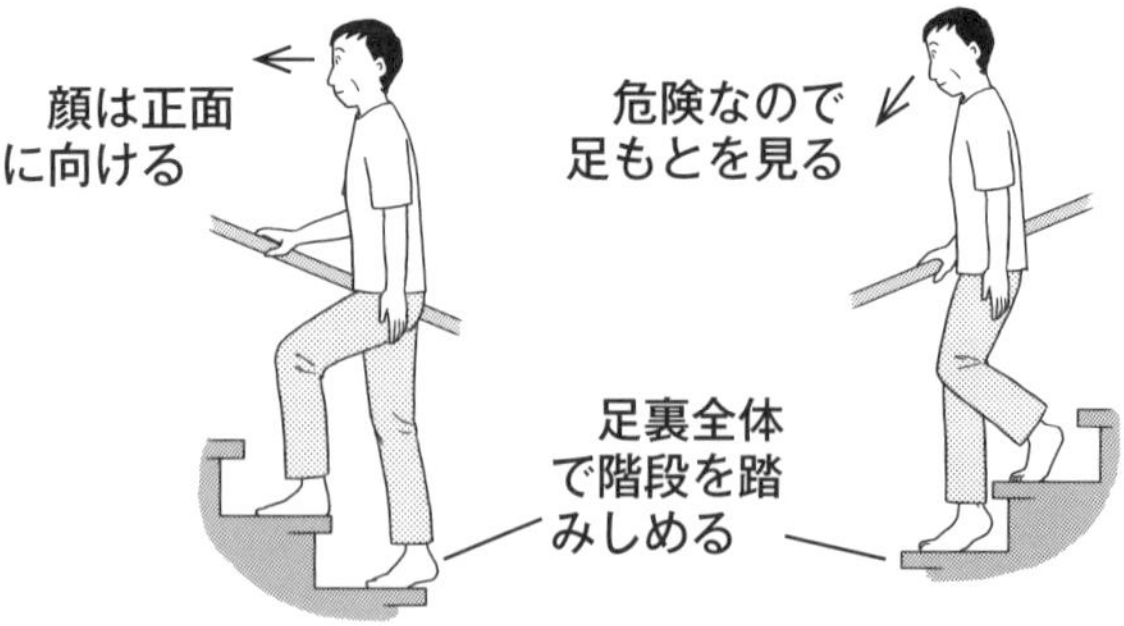
●階段を上るとき
●階段を下りるとき
顔は正面
に向ける
危険なので
足もとを見る
足裏全体
で階段を踏
みしめる

階段を上るときは、腰が反らないように顔を階上に向けず、正面を向きながら上ってください。階段を下りるときは、危険をさけるために足もとを見れば、自然と腰を反らさない姿勢になり、足腰に痛みやしびれが出にくくなります。いずれもベタ足歩き（Q88を参照）で足裏全体を使うようにして、1歩ずつ踏みしめながら階段を上り下りしてください。

そして、階段でも、歩くときと同様にニュートラルポジション（それ以上に反らすと症状が現れる上体の傾き）が基本です。なお、階段では安全確保のためにも、必ず手すりで体を支えながら上り下りしましょう。手すりがない場合は、壁に片手をつきながら上り下りすると体がふらつかなくなります。

（清水伸一）

Q90 脊柱管狭窄症の人は走らないほうがいい？

脊柱管狭窄症《せきちゅうかんきょうさく》による足腰の痛みやしびれを改善するには、適度な運動が推奨されています。とはいえ、無理は禁物です。

特に、ジョギングなど、きつい運動は要注意。脊柱管狭窄症の患者さんは、痛みやしびれにより、日ごろあまり体を動かしていないことが多く、足の運動神経も筋肉も衰えている可能性があります。十分に回復する前にいきなり走ったりすると、バランスをくずして転びやすくなるので、さけたほうがいいでしょう。

脊柱管狭窄症の患者さんは、長い距離を歩くと、足腰に痛みやしびれを感じて歩けなくなる間欠性跛行《はこう》が出やすくなります。運動習慣としてウォーキングをするときは、こまめに休憩を入れてください。ストレッチや体操を組み合わせ、無理のない範囲で運動量を確保するといいでしょう。

また、日常生活でも走るのは厳禁です。駅のホームや階段、バス停などでは、乗り遅れそうになっても走らないようにしてください。1本あとの電車やバスでも間に合うように、時間にはゆとりを持って行動するといいでしょう。

（清水伸一）

Q91 脊柱管狭窄症の人に適したカバンはある？

カバンを持つときは、腕力のある利き腕で持つという人が多いでしょう。また、いつも同じ側の腕でバッグを持っていたり、同じ側の肩にショルダーバッグをかけるのがクセになっている人もよく見かけます。しかし、片側にばかり荷重がかかると、筋肉のバランスがくずれ、背骨や骨盤もゆがみがちになります。脊柱管狭窄症《せきちゅうかんきょうさく》の患者さんであれば、足腰の痛みやしびれの悪化につながることもあるのです。

脊柱管狭窄症の人におすすめなのは、**リュックサック**です。リュックを背負うと、少しだけ前かがみの姿勢になるので、狭まった脊柱管が広がって神経の圧迫がゆるむからです。電車などで座るときは、リュックを胸の前で抱えるようにすれば、自然と背中が丸まってらくな姿勢が維持できます。荷物をつめるときは、リュックサックの下部に軽い物を、上部に重い物を入れると、バランスが取れて背負いやすくなります。リュックの肩ベルトは伸ばしすぎず、体にフィットさせるように使ってください。

歩行力が衰えて歩きに自信が持てなくなったら、キャスターつきのキャリーバッグ、手押しカートも検討してください。

（清水伸一）

Q92 脊柱管狭窄症の人に適した靴・靴下は？

足に合っていない靴をはいていると、足裏や足指の筋肉が疲労し、ふくらはぎや太ももの筋肉にも負担をかけてしまいます。そうした下肢《かし》の不具合は上半身にも伝わって、骨盤が不安定になり、背骨にもゆがみが生じてしまうのです。腰椎《ようつい》（背骨の腰の部分）への負担を軽減させるためにも、慎重に靴を選ぶべきでしょう。

靴を購入するときは、足のサイズを測ってもらい、必ず試しばきをして歩いてみて、らくに歩ける靴を選んでください。このとき、爪先《つまさき》がよく使えるデザインの物を選べば、足を蹴《け》り出しやすく、ふんばりが利いてつまずきにくいとされています。

ハイヒールやサンダルはさけ、かかとを包み込むデザインの物を選ぶことも肝心です。靴ひもやベルトつきのものであれば、歩行時の安定感も増します。

また、靴下選びも重要です。脊柱管狭窄症《せきちゅうかんきょうさく》の人であれば、5本指ソックスがおすすめです。歩行時に足のふんばりが利いて体のバランスがよくなります。歩くときには、足指で地面を踏みしめるように歩けば、推進力が増して歩行距離も延びるでしょう。

（清水伸一）

Q
93

杖の選び方と使い方を教えてください。

脊柱管狭窄《せきちゅうかんきょうさく》症で歩行に不安がある人には、握りやすさと体重のかけやすさ、持ち運びやすさに優れたT字型の杖《つえ》が適しています。杖の長さは、地面についたときに握り手（グリップ）が大腿《だいたい》骨のつけ根の高さにくるような物が適当です。また、杖の先にゴムがついていると、すべりにくくていいでしょう。

T字杖は痛むほうの足と反対側の手で持ち、背骨本来のS字カーブ（ナチュラルライン）を意識しながら、体の横について歩きます。痛みやしびれが出てきたら、杖を体の前でついて前かがみの姿勢を取ります。

T字杖には折りたたみ式の物も市販されています。ふだんは使わなくても、安心のために持ち歩きたいという人にはおすすめです。

（清水伸一）

杖の使い方

●しびれのないとき

杖をつくときは、初めは背骨のナチュラルラインをキープしながら体の横について歩く。

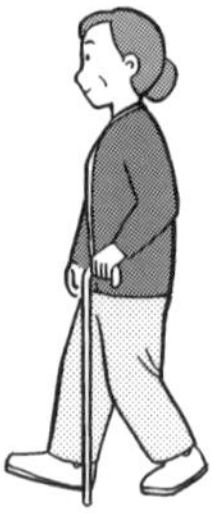

●しびれのあるとき

しびれが出てきたら杖を体の前でついて歩き、前かがみの姿勢を取る。

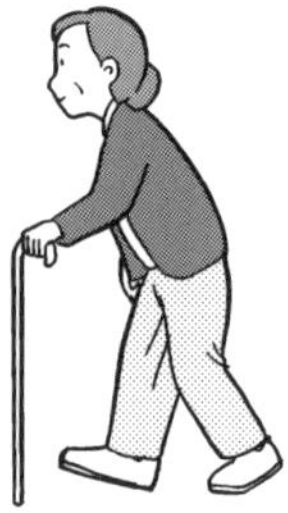

Q94 狭窄症の人でも行える健康づくりのための運動はないですか？

脊柱管狭窄症《せきちゅうかんきょうさく》の患者さんには、できる範囲で運動を行うことがすすめられます。過度に安静にしていると、筋力低下を招いて脊柱管狭窄症が悪化したり、高血圧や糖尿病などの生活習慣病を招きやすくなったりするからです。

一般に、健康づくりのための運動といえば速歩があげられますが、脊柱管狭窄症の患者さんでは間欠性跛行《はこう》のために、速歩どころか歩くのもつらいという人がほとんどでしょう。そこでおすすめなのが「自転車こぎ」です。運動中、前かがみの姿勢になるので、間欠性跛行のような症状が起こりにくくなります。実際、長く歩けないという患者さんでも、自転車なら長く乗れるという人は多いのです。

自転車こぎでは、歩行にかかわる腰の深部筋肉や太ももの筋肉が効率よく鍛えられるので、転倒・寝たきりの予防に役立ちます。もちろん、高血圧や高血糖、肥満の改善にも大変効果的です。自転車こぎは週3日、1日30分程度を目安に行ってください。軽めのペダルを速めに回すことを心がけるといいでしょう。

（清水伸一）

Q95 シルバーカートの選び方と使い方を教えてください。

シルバーカートの使い方

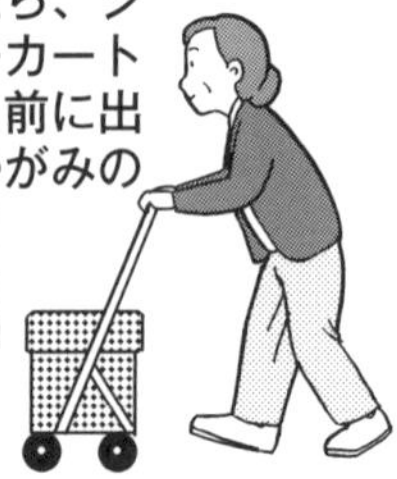

しびれが出てきたら、シルバーカートを少し前に出し前かがみの姿勢をとりながら押す。

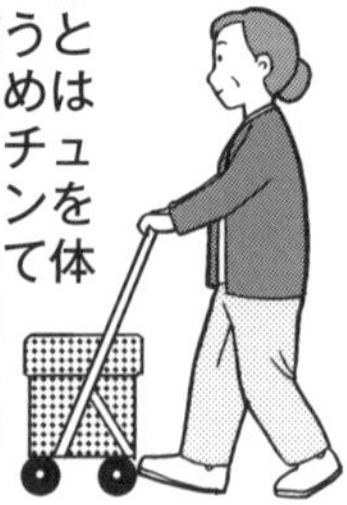

シルバーカートを使うときも、初めは背骨のナチュラルラインをキープして体のすぐ近くで押しながら歩く。

シルバーカートは、脊柱管狭窄《せきちゅうかんきょうさく》症で歩行に不安のある人を助けるだけでなく、外出時の買い物カゴやイスの代わりとしても利用できます。

購入するさいには、用途をよく検討してください。例えば、買い物に行くためであれば、収納の容量と重さのバランスが取れたミドル型（コンパクト型とボックス型の中間の大きさ）がおすすめです。遠出が多く、イスに腰かけて足腰を休めたい人は、腰かけ部分が広いボックス型が適しているでしょう。どちらのタイプでも、ハンドルの高さが調節できるか、ブレーキ操作がしやすいかは確認しておく必要があります。ハンドルの高さの目安は身長の半分プラス5～15㌢です。使い方については、上のイラストを参照してください。

（清水伸一）

Q96 らくな立ち姿勢を教えてください。

脊柱管狭窄症《せきちゅうかんきょうさく》の痛みやしびれは、炊事や立ち仕事、通勤などでじっと立っているだけでも現れてくるので、ふだんの立ち方にも工夫が必要です。そのさいに重要なのが、ニュートラルポジション（それ以上に反らすと症状が現れる上体の傾き）を意識して、できる範囲でいい姿勢を保ち、背骨本来のS字カーブ（ナチュラルライン）に近づけることです。

足裏への体重のかけ方も重要です。母趾球《ぼしきゅう》（足の親指のつけ根）・小趾球《しょうしきゅう》（足の小指のつけ根）・かかとの3点に、まんべんなく体重を乗せます。そして、左右の足は肩幅くらいに開いて、足先はそれぞれ外側（小指側）に30度ほど外転させると、立ったときの安定感が増します。

電車やバスなどで立っているときに痛みやしびれが出てきたら、前かがみの姿勢を取るようにしてください。そのさい、痛みやしびれが出ているほうの足を後ろに引き、前後に軽く開脚すれば、痛みやしびれの回復が早まります。それでも治まらない場合は、おじぎストレッチ（Q86を参照）を試してみてください。

（清水伸一）

Q97 電車やバスのらくな乗車姿勢を教えてください。

電車やバスでつり革につかまって立っていようとすると、腰が反って脊柱管《せきちゅうかん》の狭窄《きょうさく》が物理的に強まり、神経が圧迫されて症状が現れやすくなります。

そこで、両足を軽く前後に開いて前の足に重心をかけ、前かがみの姿勢を保つのが最適です。腰が適度に丸まって脊柱管が広がるので、長時間立っていられるようになります。

両足を前後に開くのは、そのほうが安定して前かがみの姿勢を保ちやすいからです。そのさい、痛むほうの足を後ろに引き、前の足に体重をかけるのが基本です。両足に痛みがある場合は前後の足をときどき入れ替えます。

手すりは、ひじを軽く曲げて少し低い位置（ヘソの高さが目安）をつかめば、前かがみ姿勢を保ちやすくなります。手すりにつかまれば、突然のゆれへの腰の安定が増すという利点もあります。

座席に座るときは、背もたれに寄りかからず、深く腰かけて両足をやはり軽く前後に開き、やや前かがみの姿勢を保つようにするとらくでしょう。

（清水伸一）

Q 98 イスやソファではどう座ればらくになりますか？

脊柱管狭窄症《せきちゅうかんきょうさく》の人が腰かけるイスは、背もたれつきで座面が硬く頑丈なものを選んでください。お尻《しり》が沈み込むような軟らかい座面のものや、ふつうのイスより軟らかいソファはさけたほうが無難です。

らくな座り方

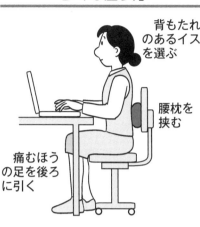

イスに座るときには、深く腰かけ、両足のひざから下の部分を前後に開きます。このとき、痛むほうの足を後ろに引くのがポイントです。背もたれに寄りかからず、やや前傾姿勢を保ちながら座りましょう。

長時間、イスに座っていなければならないときは、丸めたバスタオルで「腰枕」を作ってイスの背もたれと背中の間に挟むことをおすすめします。そうすれば、適度な前傾姿勢を一定時間、保ちやすくなります。

（清水伸一）

Q99 腰に負担をかけないスマートフォンや携帯電話の持ち方は？

スマートフォンや携帯電話を見ると、前かがみの姿勢になるので、狭まっていた脊《せき》柱管《ちゆうかん》の狭窄《きようさく》も広がって、痛みやしびれがらくになります。外出先で間欠性跛行《はこう》（こま切れにしか歩けなくなる症状）が出たときには、スマートフォンの画面を見るふりをすれば、人目を気にせず前かがみで休むことができます。

ただし、この方法は、あくまで間欠性跛行が出たときの対処法です。いつでも前かがみの姿勢でいたほうがいいということではありません。

脊柱管狭窄症の患者さんは、背骨本来のＳ字カーブがくずれて腰椎《ようつい》（背骨の腰の部分）に過剰な負担がかかっている状態です。日常生活では、ニュートラルポジション（それ以上に反らすと症状が現れる上体の傾き）を意識して、できる範囲でいい姿勢を保ち、背骨本来のＳ字カーブ（ナチュラルライン）に近づけることが肝心です。スマートフォンや携帯電話を見るときは、できるだけ顔の高さに画面を持ち上げ、前かがみになりすぎないように気をつけてください。

（清水伸一）

Q 100 正座や床に座るときの腰に負担をかけない姿勢を教えてください。

冠婚葬祭のときなど、どうしても正座をしなければならないときには、二つ折りにした座布団をお尻《しり》と両足首の間に挟んでおけば、らくに座れるようになります。

会食や観劇で座敷席に座らなければならないときや、床に腰を下ろしてテレビを見るときは、足を前に投げ出して座るとらくになります。そのとき、痛むほうの足だけを両腕で抱えれば、腰が丸まって脊柱管《せきちゅうかん》が広がるので、さらに過ごしやすいでしょう。体育座りのように、両ひざを立てて両足を抱えて座るのもおすすめです。その場合も、痛むほうの足を少し後ろに引いておくのがコツです。座イスや腰枕を使ってもらくに座れますが、同じ姿勢を続けるのは禁物です。30分たったら座り方を変えるようにしてください。

（清水伸一）

らくな正座のしかた

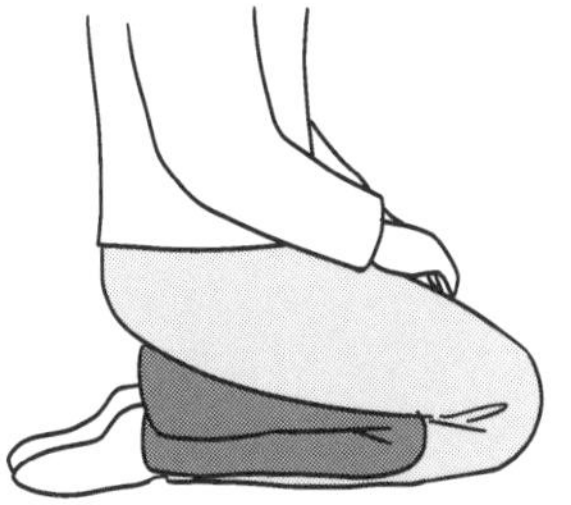

二つ折りにした座布団をお尻と足首の間に挟む

Q101 症状が出にくいデスクワークの姿勢を教えてください。

イスに座るときは、お尻《しり》の左右にある坐骨《ざこつ》をイスの座面に対して垂直に立てて、ニュートラルポジション（それ以上に反らすと症状が現れる上体の傾き）を保つようにします。ちなみに、坐骨の位置は、肛門《こうもん》の左右両側にポコッと出っぱっている骨です。脊柱管狭窄症《せきちゅうかんきょうさく》の人は、坐骨や骨盤を寝かせて座っている人が多く、これでは腰にかかる負担が増えてしまいます。しかし、イスの座面に対して坐骨を垂直に立てるとお尻でしっかりと上半身の重みを受け止められるようになり、自然にニュートラルポジションが保てます。腰の負担が減るので、正しい姿勢のまま長時間イスに座れるようになるでしょう。

この座り方に慣れるまで時間がかかるかもしれません。その場合は、腰枕を当てると坐骨を立てた座り方になります。慣れてくるまでは、腰枕を活用してはいかがでしょう。なお、坐骨を立てて座ったときに足先を左右に約30度ずつ外側（小指側）に向けるのもポイントです。こうすると、足腰の関節や筋肉に余計な負担がかからないので、リラックスした状態で座っていられます。

（清水伸一）

Q 102 アイロンがけや洗濯、風呂掃除などのらくな姿勢を教えてください。

●アイロンがけ

立って行うときは、両足を前後に開き、痛むほうの足を後ろに引いて作業してください。座って行う場合は、立てひざで行うと脊柱管《せきちゅうかん》への負担が軽くなります。

●洗濯

洗濯かごを腰くらいの高さの台などの上に置きます。イスなどに座って、最初にハンガーにかける作業をしてから干せば立ちっぱなしでなくなるので、腰への負担が少なくなります。干す位置は腰を反らさなくていいように少し低めがいいでしょう。

●風呂掃除

床に片ひざをつき、ニュートラルポジションをキープします。前に乗り出さなくてもいいように柄が長めのブラシで浴槽の内側を磨きましょう。

（清水伸一）

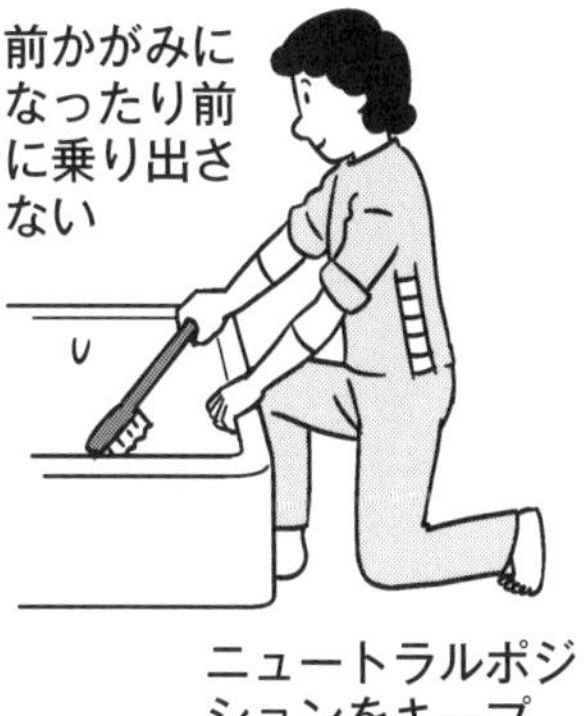
前かがみになったり前に乗り出さない
ニュートラルポジションをキープ

Q 103 調理や掃除のらくな姿勢を教えてください。

●調理

調理台の高さは、直立したときにヘソより少し下がベスト。それ以上高い場合は、頑丈なスノコや板を床に敷くなどして高さを調節してください。また、症状が出ている側の足を10～20センチほど高くなるように台などに乗せると、腰の負担が減って症状が出にくくなります。長時間立ったまま調理などの作業をするのは大変なので、できれば、イスに座って作業できるように工夫してください。

●掃除

掃除機の柄の長さを調節し、上体を起こして行います。雑巾がけには柄の長いモップの使用をおすすめしますが、雑巾を使う場合も、中腰の姿勢はさけて、片ひざをつけたまましゃがんでください。

（清水伸一）

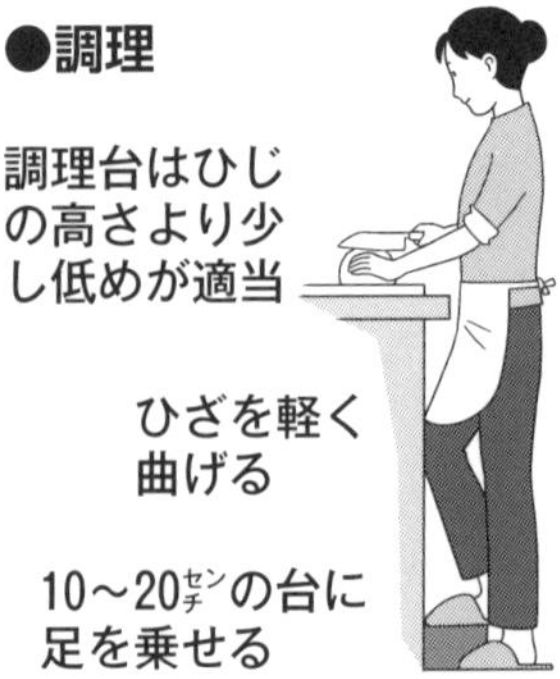

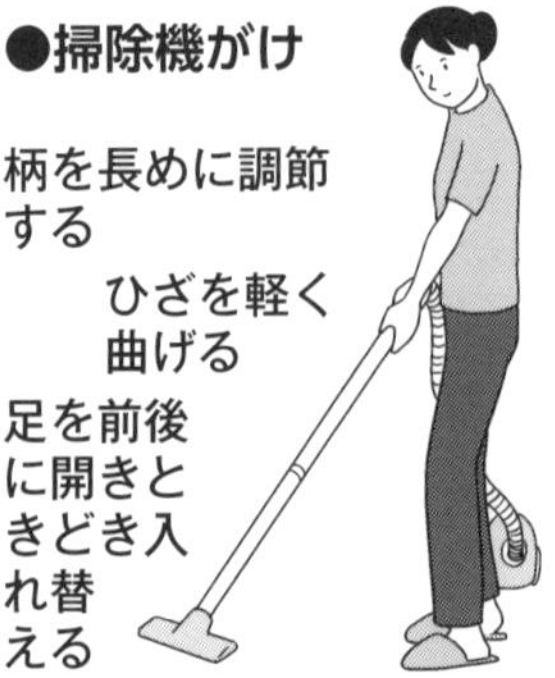
●掃除機がけ
柄を長めに調節する
ひざを軽く曲げる
足を前後に開きときどき入れ替える

Q 104 らくな運転姿勢や運転時の注意点を教えてください。

車を運転するときは、シートの座面に坐骨《ざこつ》を垂直に立てる座り方を心がけてください。腰への負担を減らし、長時間イスに座っていても疲れにくくなります。

シートの背もたれと座面の角度は、１００～１１０度くらい後ろへ傾かせて、背中をシートにしっかりと着け、腰とシートの間にはカー用品として市販されている「腰枕」を置きます。腰枕がなければ、丸めたバスタオルやクッションで代用してもかまいません。

車を乗り降りするさいはどうしても中腰になります。しかも車のシートに座りきるまでに体を大きくひねるため、脊柱管《せきちゅうかん》を圧迫することもあり、注意が必要です。腰に負担をかけずに乗車するなら、シートの端に横向きで座り、体ごと半回転して回転軸を直線に保ち、上半身と下半身をひねらないで正面を向くといいでしょう。車から降りるときは、ドア側に体ごと半回転してから降りてください。そうすれば、腰をひねらずに乗り降りできます。運転中はまめに休憩を取り、１時間に1回は車外に出て、腰を伸ばしましょう。

（清水伸一）

Q 105 腰に負担のかからない荷物の持ち運び方を教えてください。

荷物を持ち上げるとき

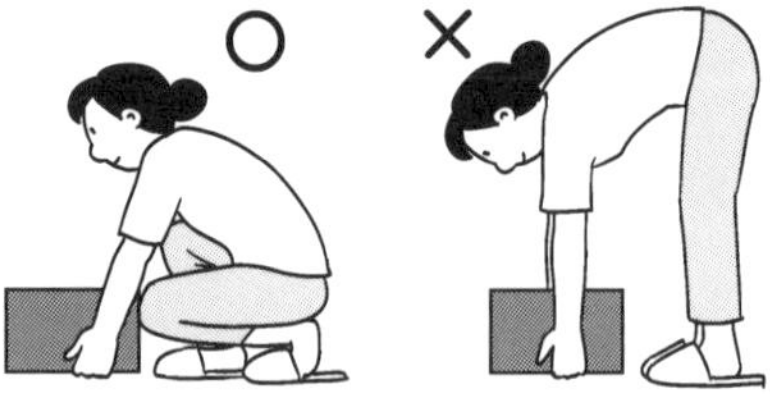

できるかぎり荷物のそばにしゃがんで
片ひざをついてから荷物を持ち上げる

荷物を持ち運ぶとき、腰椎《ようつい》に負担をかけないためには、腰椎の前弯《ぜんわん》をキープすることが重要です。

まず、できるかぎり荷物のそばにしゃがんで片ひざを地面につけてください。このとき、お尻《しり》の坐骨《ざこつ》の真上に上半身がくるように意識し、下腹を少しだけ前に出してあごを引きます。次に、荷物を少し持ち上げたら、荷物の側面にヘソを押しつけ、体に密着させながら股《こ》関節・ひざ・足の力でゆっくりと垂直に立ち上がります。荷物から体を離したり、前かがみになったりすると、腰の負担が増すので気をつけましょう。

荷物を下ろすときにも、股関節とひざをしっかり曲げて下ろしましょう。

（清水伸一）

Q 106 洗顔や入浴のらくな姿勢を教えてください。

洗顔は、座面が高めのイスを用意して腰かけ、前傾姿勢で行うのが一番らくだと思います。イスがなくて立って行うときも、両足を前後に開いて前かがみの姿勢を取ってください。そのさい、痛むほうの足を後ろに引き、後ろ足の爪先《つまさき》を電話帳や漫画雑誌、週刊誌などの厚い本に乗せればらくになります。このとき、使わないほうの手を洗面台につけば、体を支えられて安定します。

入浴のときは、すべらないように慎重な動作を心がけましょう。安全のために手すりを取りつけることも検討してください。

浴槽内で座るときは、痛むほうの足を両腕で抱え、もう一方の足を前に投げ出して座ります。また、風呂用のイスを浴槽の中に沈めて座る方法もあります。このときも、痛むほうの足を後ろに引いた前後開脚の姿勢を取ると、リラックスできて気持ちよく過ごせます。洗い場でイスに座るときも同様です。

顔を上に向けて洗髪すると、腰も反ってしまいがちなので注意してください。顔を下に向けて洗髪するようにしましょう。

（清水伸一）

Q 107 らくな就寝姿勢を教えてください。

腰の負担が軽くてすむ就寝姿勢は、横向き寝かあおむけ寝です。どちらも腰が反りにくく、脊柱管《せきちゅうかん》が狭まる恐れがないため、痛みやしびれの発生を抑えて、快適に眠れるでしょう。

横向き寝のときは、エビのように腰を丸めてひざを軽く曲げてください。そうすれば、脊柱管が広がって神経の圧迫がゆるみます。

あおむけ寝では、横向き寝と違ってエビのように腰を丸められません。そこで、クッションや丸めた座布団をひざの下に敷いてください。そうして軽くひざを立てて眠れば、狭まった脊柱管が広がります。

うつぶせ寝は、腰が反りやすいのでおすすめできませんが、長年の習慣でうつぶせ寝でなければよく眠れない人は、おなかの下にクッションや座布団を敷くといいでしょう。（清水伸一）

●横向き寝

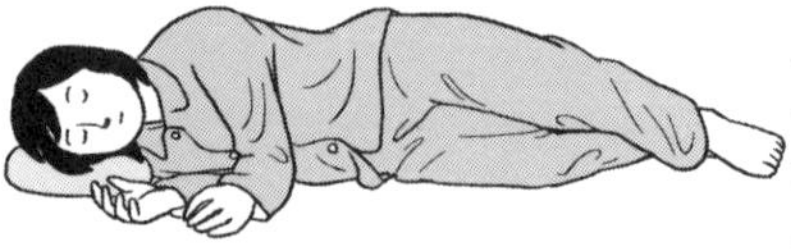

●あおむけ寝

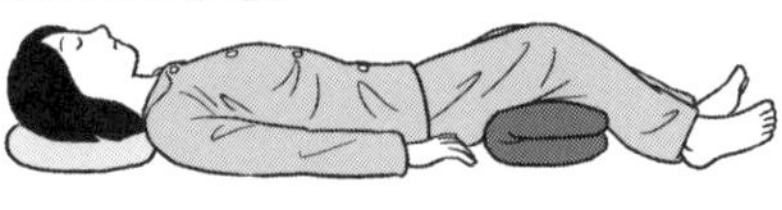

横向き寝のときは、エビのように腰を丸めてひざを軽く曲げる。あおむけ寝では、クッションや丸めた座布団をひざの下に敷くといい。

Q 108
痛みの出にくい布団からの起き上がり方を教えてください。

朝の目覚めから腰痛がつらいと、1日じゅう気分が重くなってしまうものです。気分が落ち込むと症状も悪化します。痛みが悪化しないようにするには、次のような起き方を試してください。

まず、目が覚めてもすぐには起き上がらないようにしてください。睡眠中はほぼ体を動かさないため、筋肉が固まり、関節の動きも悪くなっています。布団の中で腰をさすったり、腰をゆっくりと前後に軽く動かしたりして体をほぐしましょう。

そして、布団の場合は、横向きになってひざと腰を曲げ、ひじをついて上半身を起こします。次に、両足を前に寄せ、四つんばいの姿勢から壁などに手をついてゆっくり起き上がります。

ベッドの場合も、横向きになってひざと腰を曲げ、両足をベッドのはしに移動。足を先に下ろしたら両手をついて上体を起こし、ベッドに腰かけた姿勢から起き上がると、腰に負担がかかりません。

（清水伸一）

Q109 布団や枕はどのようなタイプを選べばいいですか？

布団と枕の選び方

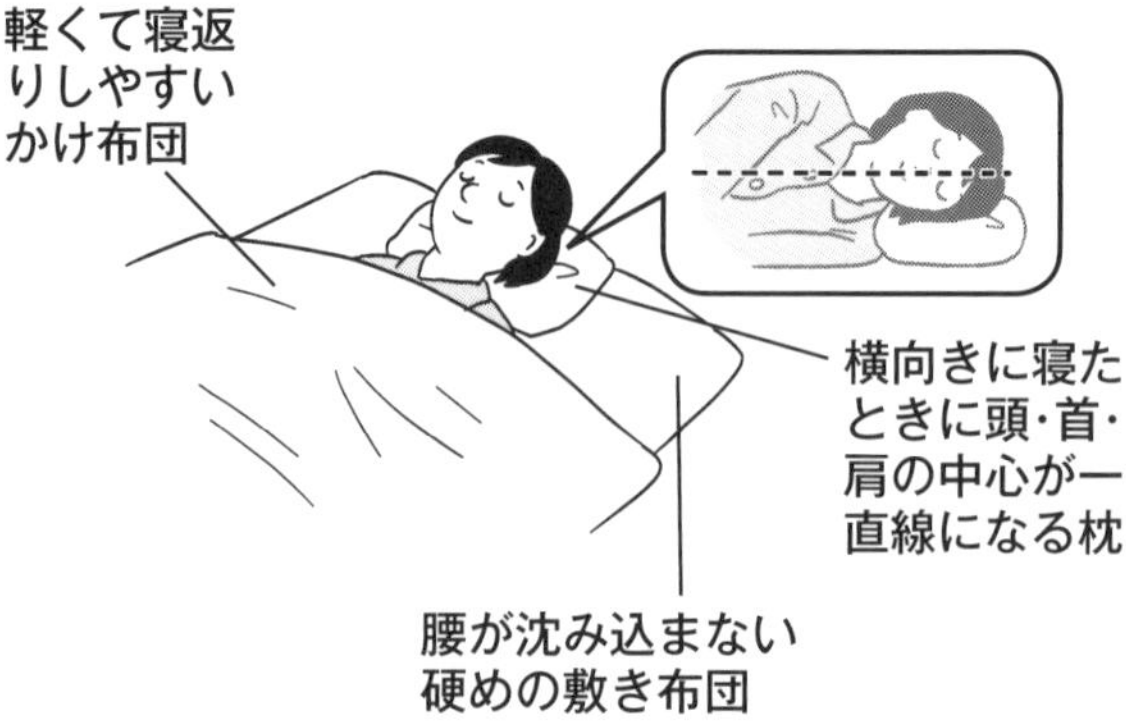

敷き布団やベッドは、寝返りを自然に打ちやすい硬めの寝具を選ぶのが理想です。寝返りを打つことで、無意識のうちに血流が促されたり、日中の動作でゆがんだ骨格が正されたりするからです。目安としては、畳に硬めの敷き布団を1枚敷いたくらいの硬さです。軟らかい寝具はいかにも体に優しそうに見えますが、腰が沈み込んで脊柱管《せきちゅうかん》が狭まりやすいので適しません。

かけ布団も、軽くて寝返りを打ちやすいものを選びましょう。

枕は、横向きに寝たときに、頭・首・肩の中心が一直線になる高さのものがいいでしょう。

（清水伸一）

第8章

食事についての疑問11

Q 110

症状改善にダイエットが欠かせないのは、なぜですか？

おなかに脂肪がつくと、体のバランスを取るために、おなかを突き出して腰を反らした姿勢になりがちです。これでは、脊柱管《せきちゅうかん》が狭まって神経が圧迫され、脊柱管狭窄《きょうさく》症を悪化させてしまいます。さらに、体に余分な脂肪がつくと、腰や股《こ》関節、ひざへの負担が増して痛みが強まり、痛みのために運動不足に陥ることが少なくありません。

運動不足になると、筋肉量が減り、骨密度も減少して骨粗《こつそ》鬆《しょう》症を招きやすくなります。すると、筋肉量が少ないためにつまずきやすくなり、転倒すれば骨密度が少ないために骨折し、寝たきりになってしまう人もいるのです。

とはいえ、無理なダイエットは禁物。特に、運動をせずに食事量だけを減らすと、体重は減少しても、同時に筋肉量や骨量まで落ちてしまいます。ダイエットのコツは、1日3食を基本とし、栄養バランスのいい食事を心がけること。過食と偏食をやめて、食事を腹八分にしてとることです。また、できる範囲で運動や散歩をすれば、筋肉を維持でき、摂取したカロリーを消費することができます。

（清水伸一）

Q111 食事ではどのような栄養をとったほうがいいですか？

脊柱管狭窄症《せきちゅうかんきょうさく》の人は、骨、軟骨、筋肉のもとになったり、血流をよくして神経の修復を促したりする食品を積極的にとることが肝心です。

具体的には、骨の重要な成分となる**カルシウム**や**ビタミンD**を意識してとるようにしてください。椎間板《ついかんばん》（クッションの役目をする軟骨）や靱帯《じんたい》（骨と骨をつなぐ丈夫な線維組織）を保持するためには、**コラーゲン**や**コンドロイチン**、**エラスチン**が重要な役割を果たします。筋肉の材料となるアミノ酸（たんぱく質の構成成分）に加えて、体内でコラーゲンの合成を促す働きをするビタミンCも必要でしょう。

さらに、傷んだ神経を修復するには、ビタミンB群の中でも**ビタミンB_{12}**が重要とされています。間欠性跛行《はこう》（こま切れにしか歩けなくなる症状）に対しては、血流改善の薬が第一選択肢であるように、血液量を増やし、血流を促すミネラル（無機栄養素）である鉄、ビタミンB群の**葉酸**といった栄養も大切です。

（清水伸一）

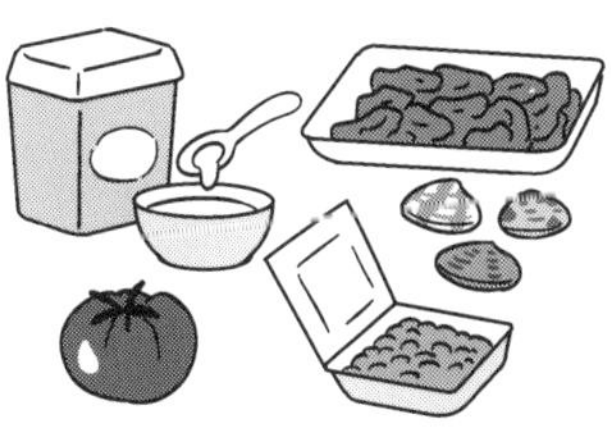

Q 112 骨を強くするカルシウムをとるべきですか？

骨がもろくなると、脊柱管狭窄《せきちゅうかんきょうさく》症が悪化しやすくなりますが、その理由には、カルシウム不足が考えられます。カルシウムの1日当たりの所要量は、成人で６００〜７００ミリグラムですが、現代人はカルシウム不足といわれるように、意識してとらなければすぐに不足してしまうのです。

そこで、カルシウムの多い食品を積極的にとりたいものです。筆頭となるのは**牛乳**で、牛乳のカルシウム量は１００グラム当たり１１０ミリグラムです。牛乳を飲むとおなかがゴロゴロするという人は、**ヨーグルト**でとるといいでしょう。

ほかに、カルシウムの多い食品には、イワシやワカサギなどの**小魚**、ヒジキやワカメなどの**海藻類**、大豆や豆腐、納豆などの**大豆食品**があります。

ただし、体内への吸収がよくないのが弱点で、牛乳のカルシウム吸収率は40％、魚では33％です。このために、目標量をとるのが難しくなるわけです。

これを補うには、ビタミンＤ（Ｑ１１５参照）やマグネシウムなど、カルシウムの吸収を高める働きをする栄養を併せてとる必要があります。

（勝野　浩）

Q113 コラーゲンやコンドロイチンが必要ですか？

脊柱管狭窄症《せきちゅうかんきょうさく》は、椎間板《ついかんばん》（クッションの役目をする軟骨）の衰えも大きな原因となります。

椎間板を構成するのは、コラーゲン、コンドロイチン、エラスチンといった成分です。これらの材料となるたんぱく質の摂取が不足すると、椎間板の弾力性が失われて、椎間板がつぶれて変形したり、椎骨《ついこつ》（背骨を構成する一つ一つの骨）の変形が進んだりして、脊柱管の狭窄が進みやすくなります。そこで、椎間板の若さを維持するためには、軟骨の成分となるこれらの栄養を補うべきでしょう。

コラーゲンは、動物の皮や軟骨、内臓などに多く含まれており、肉類では牛・豚のスジ肉やバラ肉、鶏の手羽先や軟骨などからとることができます。魚介類であれば、丸ごと食べられるイワシやシラスなどの小魚がおすすめです。

コンドロイチンをとるには、オクラやヤマイモ、ナメコなどのネバネバした食品を、**エラスチン**は、牛、豚のスジ肉やハツ（心臓）、カツオ、サケ、イワシなどに比較的多く含まれています。

（勝野　浩）

Q 114 神経を強くするビタミンB群の多い食品を教えてください。

脊柱管狭窄症《せきちゅうかんきょうさく》は、狭窄によって神経が障害されて、足腰に痛みやしびれが生じる病気です。そのため、神経障害を回復させる栄養として、ビタミンB_{12}をとることが推奨されます。ビタミンB_{12}には、赤血球の生成を助け、末梢《まっしょう》神経を修復する働きがあることが知られています。ビタミンB_{12}を多く含む食べ物の筆頭は、シジミ、アサリ、アカガイ、ホッキガイ、カキといった**貝類**です。ほかにも、**イワシやサンマ、牛、鶏、豚のレバー、牛乳やチーズ**にも豊富に含まれています。

また、神経障害の回復を目的とするなら、同じビタミンB群の仲間である**葉酸**も併せて補給するといいでしょう。葉酸は、**牛・鶏・豚のレバーやチーズ**に多く含まれているほか、**モロヘイヤ、パセリ、ホウレンソウ、ブロッコリー**といった緑黄色野菜からもとることができます。

ビタミンB_{12}と葉酸を併せて補えば、ビタミンB_{12}単独の場合に比べて、約2倍も神経障害の回復が早まる、という研究報告もあります。

（勝野　浩）

Q 115 ビタミンDも骨の健康に深く関わるようですね。

「骨のビタミン」といえば、ビタミンDのこと。骨の形成に欠かすことのできないカルシウムの代謝（体内で行われる化学反応）と密接に関わっています。

小腸からカルシウムが吸収されるのを促したり、血液中のカルシウムを骨に沈着させたりするのは、ビタミンDの重要な役目です。また、逆に血液中のカルシウムが不足するような場合には、骨からカルシウムを放出して血中濃度を一定に保つ働きもしています。つまり、脊柱管狭窄症《せきちゅうかんきょうさく》の対策として骨量を増やそうと思うならば、直接に骨の成分となるカルシウムだけではなく、カルシウムの吸収をサポートするビタミンDを併せてとる必要があるのです。

厚生労働省によれば、ビタミンDの1日の摂取の目安量は、成人で5・5マイクログラム（1マイクログラムは100万分の1グラム）です。ビタミンDは、**イワシ、ニシン、イクラ、サケなどの魚介類、シイタケ、マイタケといったキノコ類**に多く含まれています。

また、日光を浴びて体内で合成できるのも、ビタミンDの特徴です。ビタミンD増やしには、毎日20〜30分の屋外での散歩が有効でしょう。

（勝野　浩）

Q116 ビタミンCもとったほうがいいのはなぜですか？

脊柱管狭窄《せきちゅうかんきょうさく》症の発症には、椎間板《ついかんばん》の状態が深く関係します。椎間板の弾力性が失われると、椎骨どうしがこすれ合って骨棘《こつきょく》（トゲ）が形成されやすくなり、これが原因となって脊柱管を狭め、神経を圧迫するのです。

椎間板の変性は、主には老化によるものですが、老化を早める要因となるのが、喫煙です。その理由は、喫煙によって体内のビタミンCが大きく減少してしまうこと。椎間板の主成分であるコラーゲンは、体内で合成されますが、そのさいに欠かせない栄養がビタミンCなのです。血流を悪化させて筋肉や靱帯《じんたい》（骨と骨をつなぐ丈夫な線維組織）を硬直させるニコチンの害も見逃せません。喫煙習慣があって、脊柱管狭窄症による慢性的な腰痛や足のしびれに悩まされているという人は、まず禁煙をすべきでしょう。

同時に、ビタミンCを努めてとるようにしてください。ビタミンCは、レモンやイチゴといった果物、パセリやブロッコリーなどの野菜に豊富に含まれています。市販のビタミンC（アスコルビン酸）の粉末を利用するのもいい方法です。

（勝野　浩）

Q 117 たんぱく質はどのくらいとるといいですか？

慢性的な腰痛に悩む人は、骨を支える筋肉にも注目すべきでしょう。

筋肉の量を増やし、筋力を高める材料となるのは、たんぱく質です。筋肉は40代から年に0・5～1％ずつ減るといわれるので、筋肉の減少を予防するには、毎日の食事からたんぱく質を補給することが肝心です。厚生労働省では、**成人男性は1日60グラム、成人女性は50グラムのたんぱく質を摂取**するように推奨しています。

食品に含まれるアミノ酸のバランスを示す指標が、「アミノ酸スコア」です。最高数値は100で、数値が高いほど各種のアミノ酸を含んだ良質なたんぱく質ということになります。

ちなみに、**大豆、卵、牛乳、牛肉、豚肉、鶏肉、魚類**のアミノ酸スコアは100となっています。高齢になると肉食を敬遠する人が多いのですが、良質のたんぱく質を効率よく補うためには、多くの種類を適度にバランスよくとるようにしてください。食後にコップ1杯の牛乳を飲んだり、デザートにヨーグルトなどの乳製品を食べるなどすれば、1日のたんぱく質の摂取量も無理なく増やせます。

（勝野　浩）

Q118 軟骨成分のほかに、どのような栄養が効果的ですか？

摂取した栄養が体内で骨や軟骨の材料として使われたり、血流を改善したりするのに役立つためには、腸内環境を整えておく必要があります。

そこで注目されるのが、「腸内フローラ（腸内細菌叢《そう》）」です。腸内の善玉菌を増やしておくことで、栄養の消化や吸収を大幅にアップすることができます。

善玉菌増やしの食品といえば、乳酸菌、オリゴ糖、食物繊維です。善玉菌の代表である乳酸菌には、腸内のビフィズス菌を増やす働きがあり、**ヨーグルト**や**ヌカ漬け**、**キムチ**などの発酵食品からとることができます。

また、ビフィズス菌のエサとなるオリゴ糖は、**ハチミツ**、**バナナ**、**タマネギ**などに多く含まれています。

食物繊維には、便の量を増やして蠕動《ぜんどう》運動（内容物を先送りする働き）を促し、便秘を防いで腸内環境を整える働きがあります。**豆**、**イモ**、**根菜**、**キノコ**といった便のかさを増やす不溶性食物繊維のほか、**海藻**などの水溶性食物繊維をとることで、便通がスムーズになります。

（勝野　浩）

Q119 サプリメントも活用したほうがいいですか？

サプリメントには、現在のところ、脊柱管狭窄症《せきちゅうかんきょうさく》を改善する明確なエビデンス（科学的根拠）があるものはありませんが、食事から必要な栄養のすべてをとるのが難しい場合には、積極的に活用するのもいいでしょう。

例えば、今話題のプロテオグリカンは保水性に優れ、軟骨のクッション機能を高める働きがあります。炎症を抑制する作用もあるので、脊柱管狭窄症の痛みが軽快するという人もいます。コラーゲンは、皮膚、靱帯《じんたい》（骨と骨をつなぐ丈夫な線維組織）、腱《けん》、骨、軟骨などを構成する硬たんぱく質で、肌の張りを保つ美容効果もあります。

軟骨に弾力性を与えるコンドロイチンは、ムコ多糖類の一つ。骨の成長を助ける作用が期待できます。同じムコ多糖類の仲間であるヒアルロン酸は、高い保水効果で関節液や軟骨の水分を保持する働きに優れています。

これらのほかにも、腸内環境を整える乳酸菌、血流促進や炎症の抑制に優れたプラセンタ（胎盤《たいばん》から抽出した成分）などのサプリメントもあります。試してみて、自分に合っていると思えるものを続けるといいでしょう。

（清水伸一）

Q120 糖質のとりすぎも脊柱管狭窄症を悪化させますか?

コラーゲンやエラスチンは、筋肉、靱帯《じんたい》（骨と骨をつなぐ丈夫な線維組織）、軟骨、骨に多く存在し、繊細で力強く、滑らかな関節の動きを可能にしています。

ところが、糖質を長年とりすぎていると、体内で糖化が進んでAGE（終末糖化産物）という悪玉物質が生み出され、蓄積されて全身の老化が進んでしまうのです。具体的には、筋肉や腱《けん》、靱帯が硬くなり、軟骨も柔軟性を失ってもろくなり、背骨の椎《つい》間板《かんばん》が傷みやすくなります。

さらに、糖化によって骨のコラーゲンが劣化すると、骨組織の強度が低下する骨粗《こつそ》鬆《しょう》症になり、腰椎が変形して脊柱管狭窄症《せきちゅうかんきょうさく》を引き起こす原因となります。

しかし、逆に考えれば、全身の糖化を抑えることができれば、関節組織の本来の働きが回復し、痛みやしびれの予防・改善効果が期待できることになります。

糖質が多く含まれているのは、ご飯・パン・麺《めん》類などの主食です。慢性腰痛や足のしびれに悩む人は、**食事で主食を控えて、肉、魚、葉物野菜を中心にとる食事スタイルに切り替えるべきでしょう。**

（銅冶英雄）

第 9 章

症状別対策についての疑問 14

Q121 歩行距離を延ばす方法を教えてください。

歩行中、足腰にしびれや締めつけられるような痛みが生じてそれ以上歩けなくなる症状が、「間欠性跛行《はこう》」です。脊柱管狭窄症《せきちゅうかんきょうさくしょう》の場合は、前かがみになって少し休めば再び歩けるようになるものの、しばらく歩くと再びしびれや痛みが現れて、こま切れにしか歩けなくなってしまうのです。

前かがみになるとしびれや痛みが和らぐのは、脊柱管が広がって神経の圧迫がゆるむからです。そこで、間欠性跛行を防ぐ方法として試してほしいのが、「**おじぎ仙骨スライド**」です。

歩行中にしびれや痛みが現れそうになったら早めに立ち止まり、痛むほうの足を後ろに引いてください。そして、おじぎをするように腰を丸め2～3秒静止するのです。このとき、仙骨の出っぱりを下に向かってやさしくさすります（左ジペーの図参照）。仙骨を軽く押し下げることで、脊柱管がさらに広がりやすくなります。間欠性跛行から早く回復し、一度に歩ける距離を延ばしたいときには、歩行前や散歩の途中におじぎ仙骨スライドを試してみてください。

（清水伸一）

おじぎ仙骨スライドのやり方

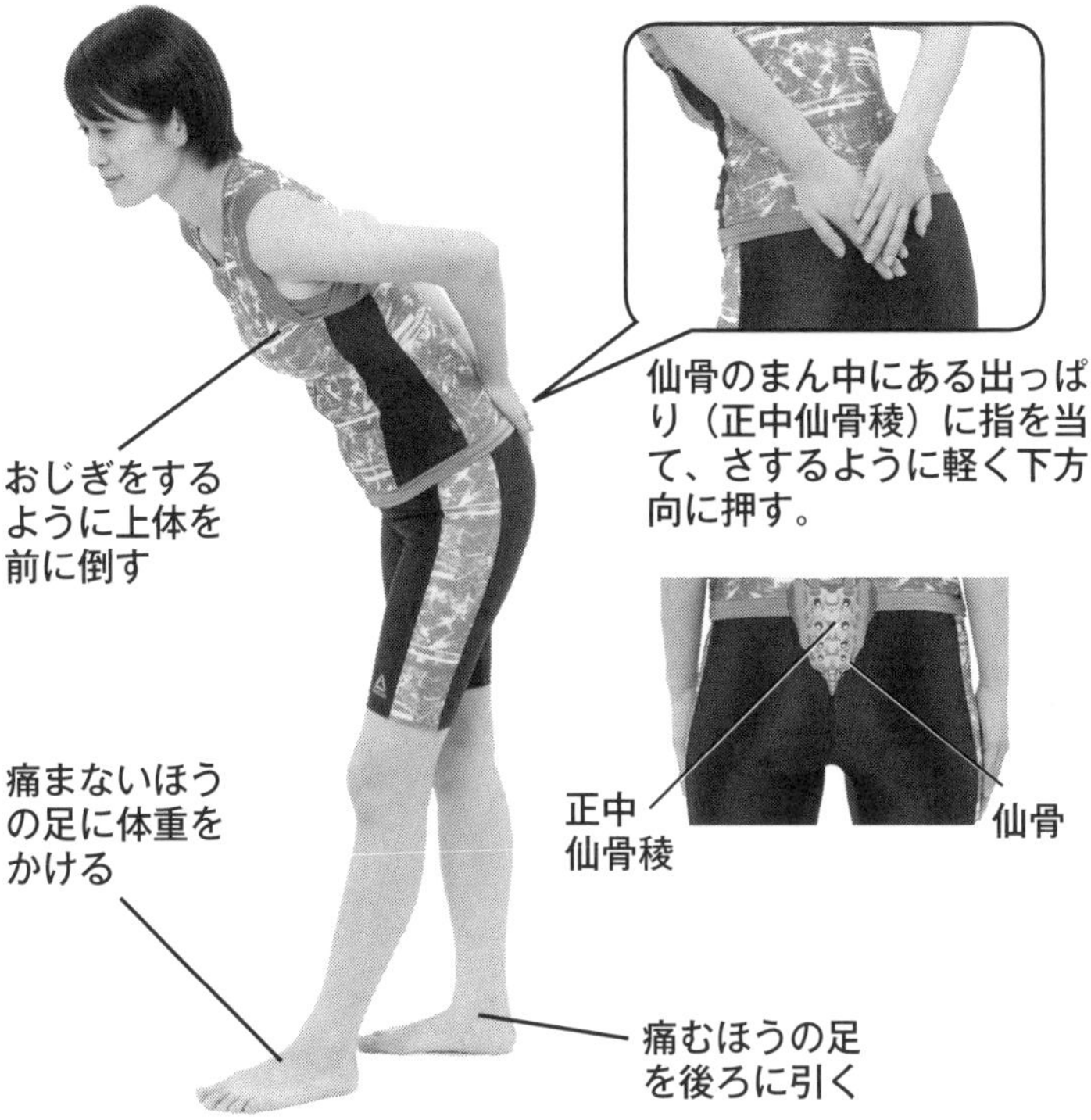
仙骨のまん中にある出っぱり（正中仙骨稜）に指を当て、さするように軽く下方向に押す。
おじぎをするように上体を前に倒す
正中仙骨稜
仙骨
痛まないほうの足に体重をかける
痛むほうの足を後ろに引く

❶痛むほうの足を後ろに引いて立つ。
❷両手を後ろに回して指先を重ね、お尻の上部にある仙骨の出っぱり（上図を参照）に当てる。
❸おじぎをするように上体を深く前に倒して腰を丸めながら、仙骨の出っぱりを下に向かって優しくさすって軽く押し下げる。
※5回押すのを3度くり返す。これを1セットとし、朝・昼・晩に1セットずつ行う。
※歩行前や散歩の途中に行えば、歩行距離を延ばすのに役立つ。

Q 122 「間欠性跛行」の症状から素早く回復する方法は？

私は間欠性跛行《はこう》（こま切れにしか歩けなくなる症状）で悩む脊柱管狭窄症《せきちゅうかんきょうさくしょう》の患者さんに、背中や腰を最も効率よく伸ばせる「和式スタイル」をおすすめしています。

和式スタイルとは、和式トイレで用を足すときのように、頭を少し前に出し、両足を広げてしゃがんだ姿勢のことです。わかりやすくいえば「ヤンキー座り」で、あまりお行儀がいいとはいえないポーズです。しかし、この和式スタイルを行うと、少し前に出した頭の重みで腰が上下に引っぱられ、腰の骨と骨の間（椎間《ついかん》）が広がったり、靱帯《じんたい》（骨と骨をつなぐ丈夫な線維組織）が上下に伸びて肥厚《ひこう》した部分が薄くなったりして、脊柱管が広がり、足腰のしびれや痛みが驚くほど和らぐのです。

また、和式スタイルでは、頭から腰までを結び、背骨を両わきから支えている脊柱起立筋もよく伸びるので、脊柱管の狭窄がゆるむだけでなく、腰周辺を覆う筋肉がほぐれ、神経や血管の圧迫も和らぐので、症状のさらなる軽減が望めるというわけです。

実際、和式スタイルは「簡単で継続しやすい」と多くの患者さんに喜んでもらっています。

（戸田佳孝）

和式スタイルのやり方

1 両足を肩幅に開いて立ったら、ひざと股関節をしっかり曲げて、お尻を落としてしゃがむ。太ももの裏側とふくらはぎがペタンと密着するようにする。
そして、腰や背中が伸びるように、頭を少し前に傾けて前かがみになる。腰が丸まり腰や背中がグーッと伸びているのを感じながら、その姿勢を10秒維持する。

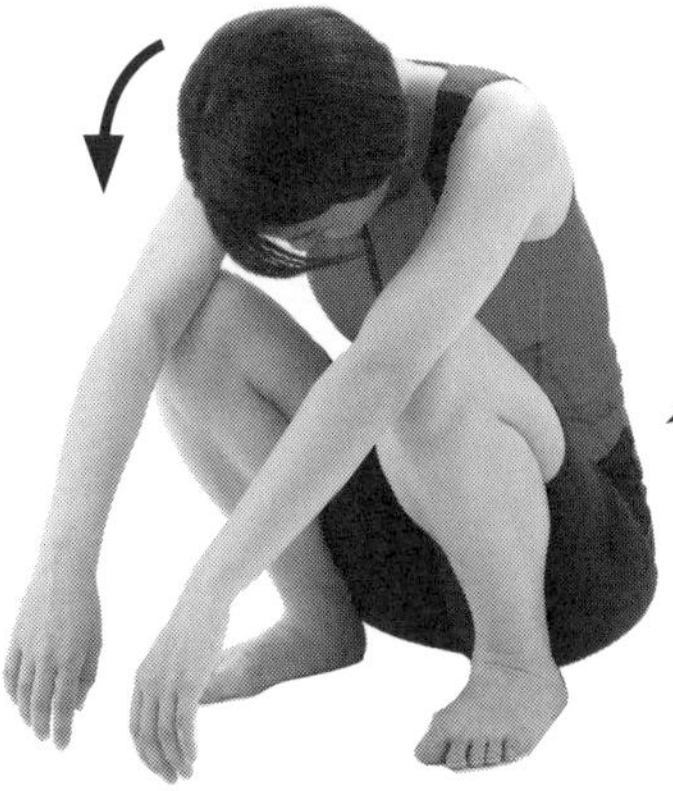

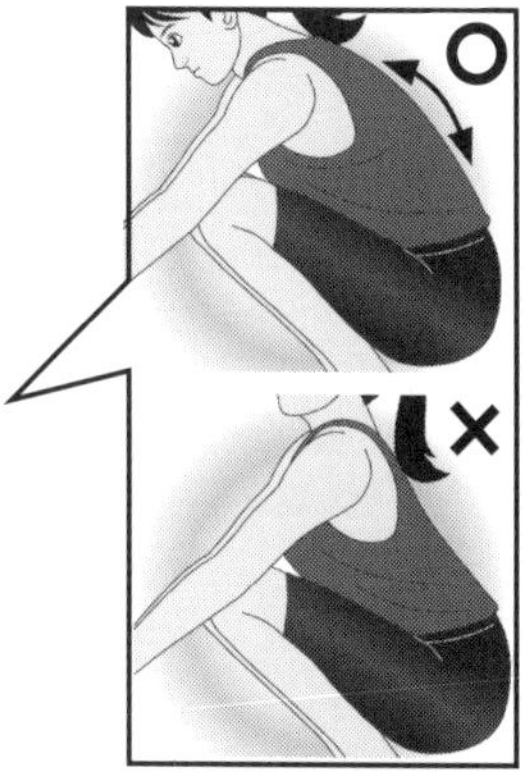

2 ウエストのくびれのライン上にある背骨（第４腰椎）から、お尻の割れめのきわまでの部位をグーにした手で圧迫しながら上から下に２０回さすり下ろす。

※１～２を１セットとして１日５セットを目安に行う。間欠性跛行で休んでいるときに行ってもいい。

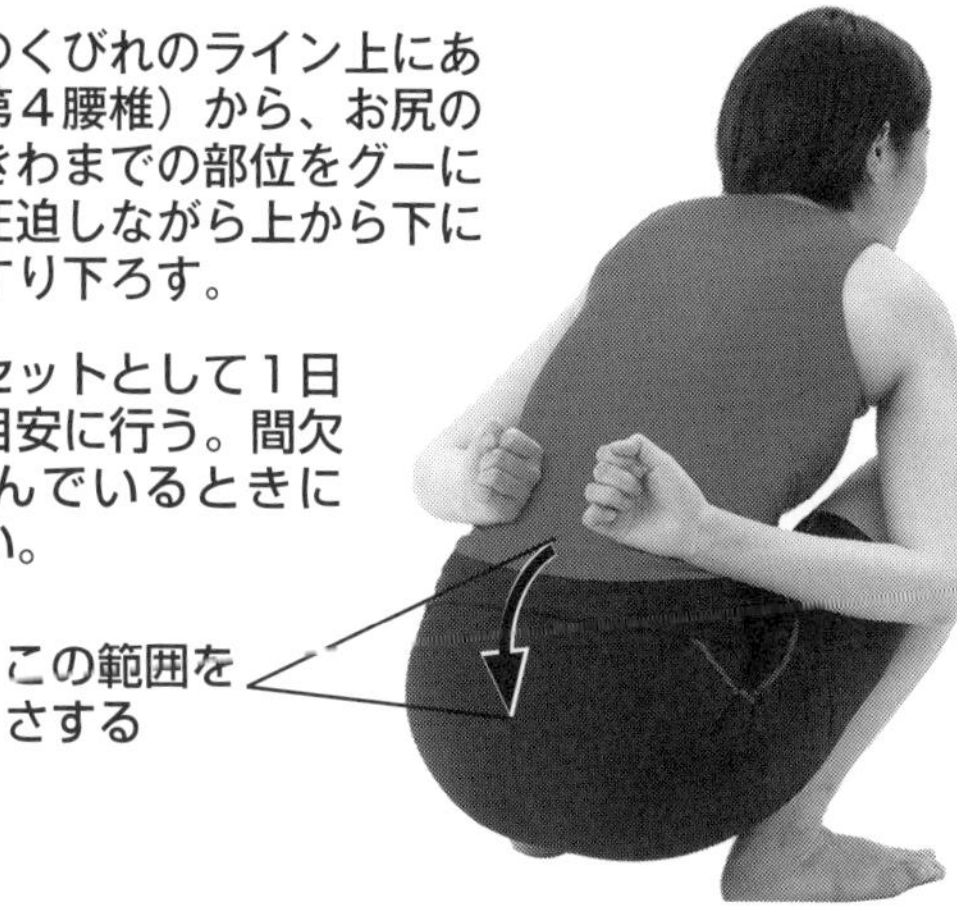

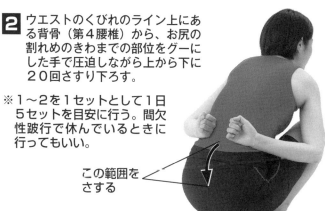

Q123

「腰痛」を和らげる方法を教えてください。

腰痛や下肢《かし》のしびれで不自由はあっても、日常動作を行える範囲なら、過度の安静は禁物です。かえって症状を悪化させるからです。足腰を動かさないでいると、筋肉がやせ細って腰椎《ようつい》（背骨の腰の部分）を支える力が低下します。すると、体の重みが腰椎にのしかかり、脊柱管《せきちゅうかん》の狭窄《きょうさく》をさらに進行させてしまうのです。できる範囲で家事などの日常動作を続けたほうが回復は早まります。

そこで、腰痛を抑えながら家事などの日常動作を続ける方法として覚えておいてほしいのが**「四つんばい体操」**です。腸腰《ちょうよう》筋や脊柱起立筋、大殿《だいでん》筋といった背骨や骨盤を支える筋肉を無理なく鍛えることができ、高齢者や重症の患者さんでも取り組むことができ、特に腰痛の改善に効果的です。

ただし、おなかや腰を上げ下げするときは、絶対に無理をしてはいけません。いきなり強い力で行うのではなく、体の力を抜いて、ゆっくりと腰を上げ下げしましょう。四つんばい体操は継続して行うことが大事です。慣れるまでは1日に何回行うと決めず、自分のペースで根気よく毎日続けてください。

（清水伸一）

四つんばい体操のやり方

1

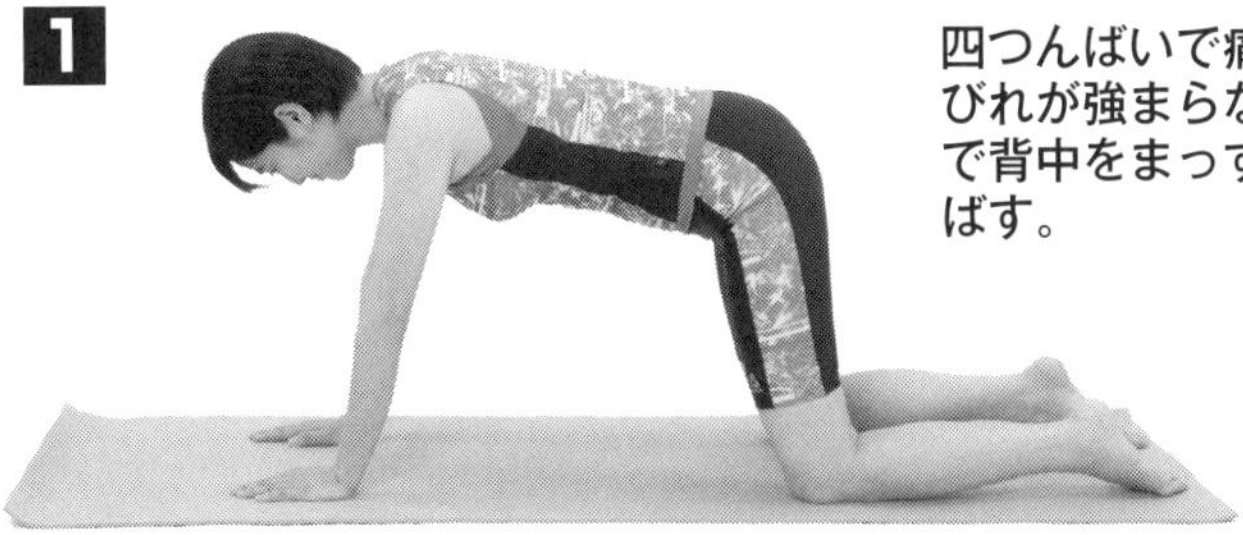

四つんばいで痛みやしびれが強まらない範囲で背中をまっすぐに伸ばす。

2

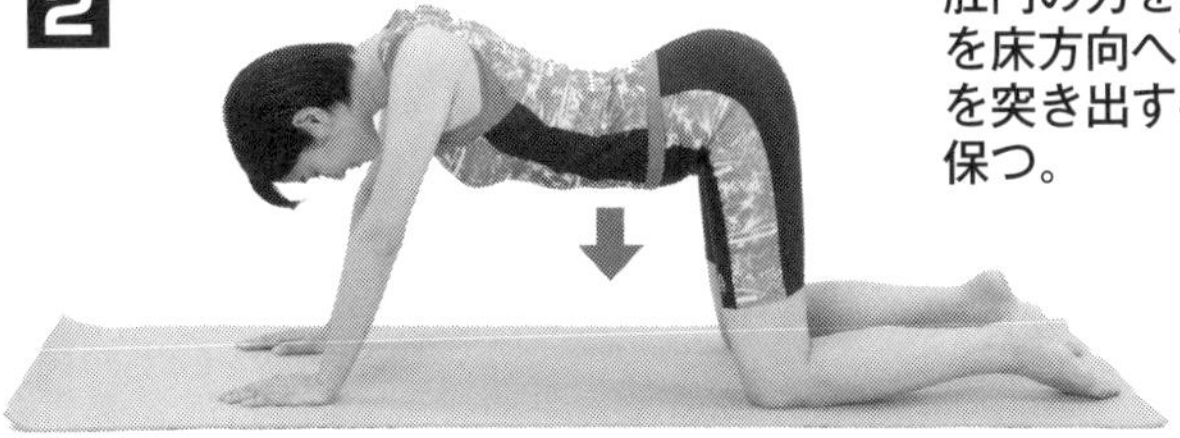

肛門の力を抜きおなかを床方向へ下げ、お尻を突き出す姿勢で５秒保つ。

3

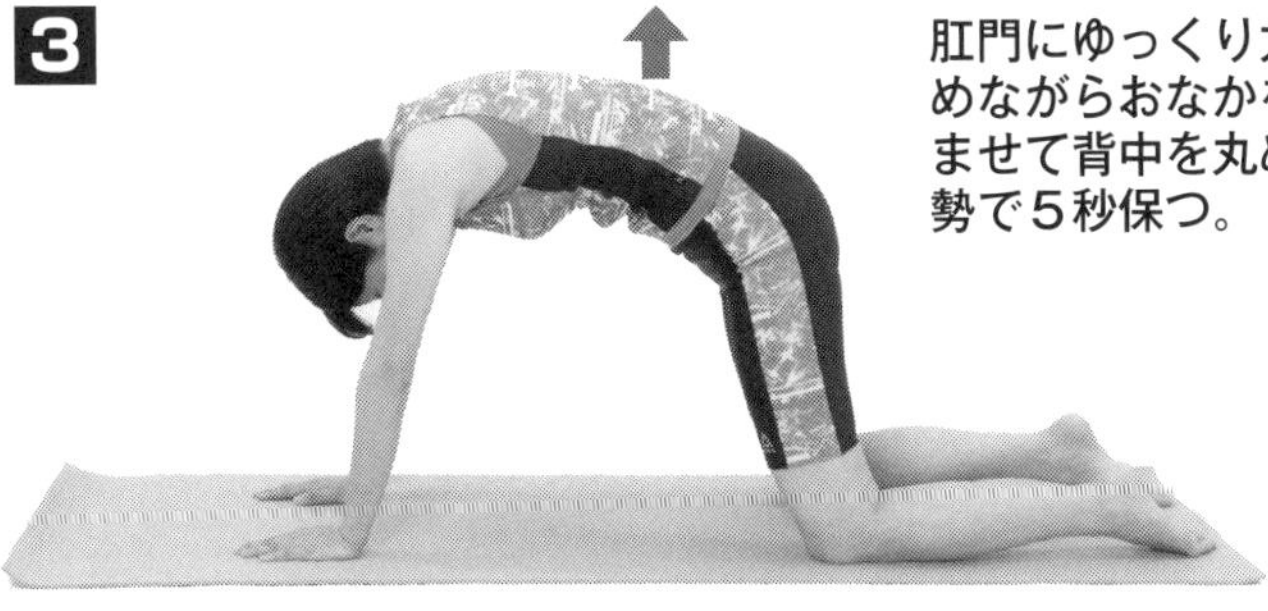

肛門にゆっくり力を込めながらおなかをへこませて背中を丸める姿勢で５秒保つ。

※**1**～**3**を１回として朝・昼・晩に各１０回を目安に行う。

Q124 「お尻の痛み」を軽くする方法を教えてください。

患者さんの中には、腰からお尻《しり》、太ももにかけての殿部痛《でんぶつう》に悩んでいる人が少なくありません。脊柱管狭窄症《せきちゅうかんきょうさくしょう》になると前かがみ姿勢を取りやすくなり、前方へ傾いた上半身を支えるために、殿部や太ももの裏側にある筋肉に大きな負担がかかりつづけて鈍い痛みが現れるのです。やっかいなのは、殿部痛を放置していると、殿部や太ももの筋肉がどんどん硬直し、姿勢もさらに悪くなることです。

殿部痛を改善するには「**片ひざ抱え**」が効果的です。やり方は左ジペーを参照してください。片ひざ抱えを行うさいの注意点は、腰から曲げないことです。腰は床につけたまま動かさず、骨盤を中心軸として、股関節《こかんせつ》を回転させるようにひざ裏を引き寄せるのがポイントです。最初は、ひざ裏を引き寄せる時間や行う回数にこだわらず、体に無理のない範囲でゆっくりと行ってください。

片ひざ抱えは、イスに座ったままでも行えます。イスに座り、両手を片方の足のひざ裏に回して胸に引き寄せます。外出先などであおむけになれない場合は、この方法を試してみてください。

（清水伸一）

片ひざ抱えのやり方

1 床にあおむけに寝て、両ひざを曲げ､両足の裏と両腕を床につける。

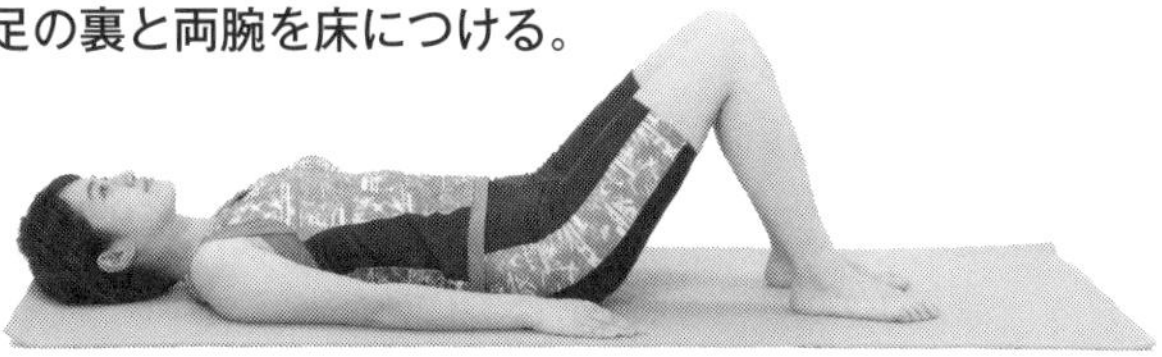

2 両手を片方の太ももの裏に回し、ひざを両手で抱えながらゆっくりと胸部に引き寄せる。この姿勢を 20 秒保つ。

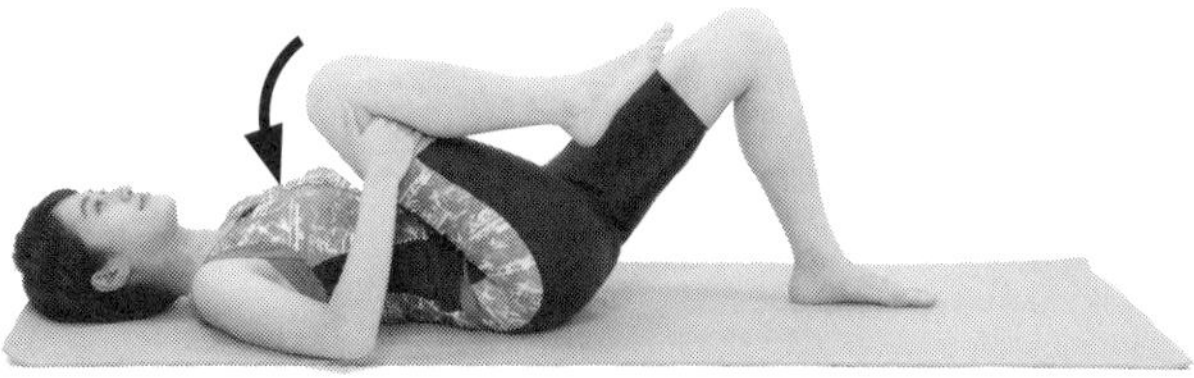

3 抱えた足をゆっくり伸ばし、10 秒保つ。

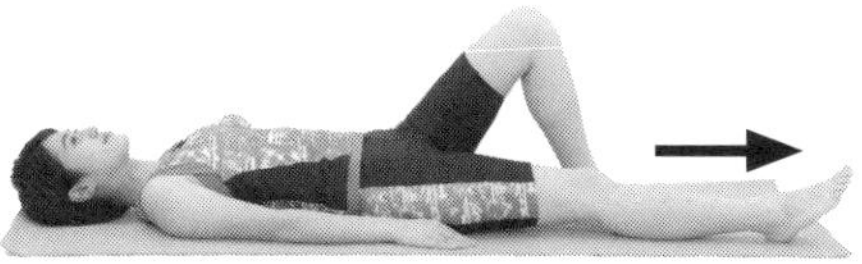

※**1**～**3**を３回くり返したら、反対側の足でも同様に３回くり返す。以上を１セットとして、朝・昼・晩に１セットずつ行う。

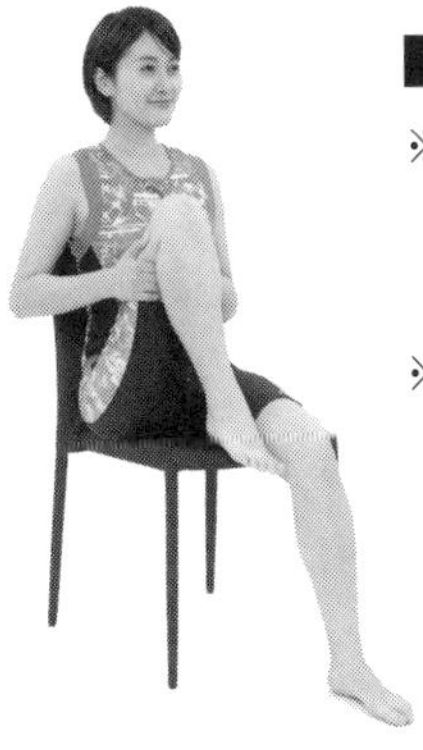

■座って行う片ひざ抱えのやり方

※イスに座り、両手を片方の足のひざ裏に回し、ひざをゆっくりと胸部に引き寄せる。腰をまっすぐに保ち、上体を前方に倒さないように注意する。

※外出先や職場など、あおむけになれない場所で行うといい。

Q125 「太ももの痛み」を和らげる方法を教えてください。

前かがみになることが多い脊柱管狭窄症《せきちゅうかんきょうさくしょう》の患者さんの中には、太ももの痛みやしびれを訴えるケースが非常に多いようです。前かがみで体のバランスを取ろうとすると、太ももの筋肉や靭帯《じんたい》（骨と骨をつなぐ丈夫な線維組織）が絶えず緊張して硬くなるからです。

硬直した太ももの筋肉や靭帯をほぐし、前かがみ姿勢のクセを改める方法として役立つのは、「3方おじぎ」という体操です。

3方おじぎでは、イスに腰かけて前方・右斜め・左斜めの3方向におじぎをくり返し、上半身を起こすときに痛みやしびれが出ないギリギリの傾き（ニュートラルポジション）まで腰を伸ばします。

このような動作をくり返すと、腰椎《ようつい》の可動域（動く範囲）が多方向に広がるとともに、脊柱管での神経の圧迫もゆるんできます。同時に、腹筋や背筋、お尻《しり》や太ももの筋肉もまんべんなく伸ばせます。このストレッチ効果で筋肉や靭帯が柔軟性を取り戻せば、太ももの痛みやしびれも快方に向かうでしょう。

（清水伸一）

3方おじぎのやり方

1 イスに腰かけて両足を肩幅に開き、ニュートラルポジション（腰をそれ以上後ろに反らすと症状が現れる姿勢）を取る。あごは軽く引いておく。

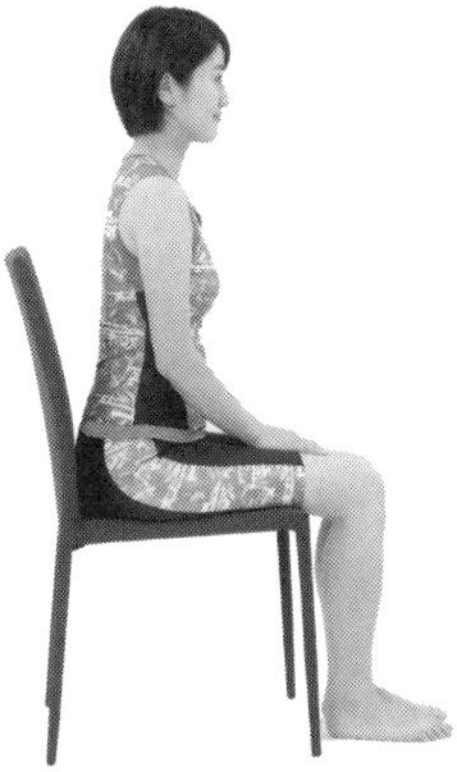

2 息を吐きながら、おじぎをするようにゆっくりと上半身を前に倒して腰を丸める。3秒静止したら、**1**の姿勢に戻って３秒静止。

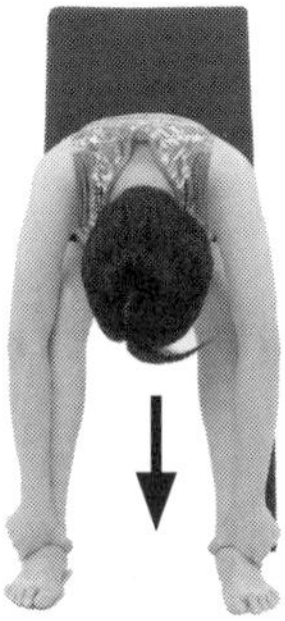

3 息を吐きながら、上半身を右斜め 45 度の方向にゆっくり倒して腰を丸める。３秒静止したら、**1**の姿勢に戻って３秒静止。

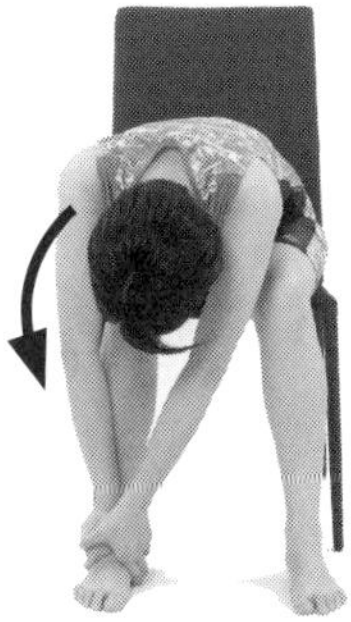

4 息を吐きながら、上半身を左斜め 45 度の方向にゆっくり倒して腰を丸める。３秒静止したら、**1**の姿勢に戻って３秒静止。

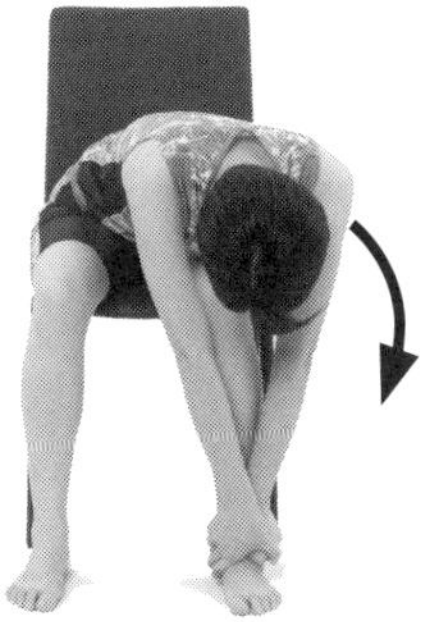

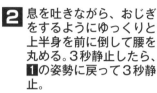

※**2**～**4**を５回くり返すことを１セットとして朝・昼・晩に１セットずつ行う。

Q126 「ふくらはぎの痛み」を和らげる方法を教えてください。

脊柱管狭窄症《せきちゅうかんきょうさく》でふくらはぎに痛みやしびれが出たり、こむら返り（ふくらはぎの筋肉がけいれんして、つっている状態）がよく起こったりする人の多くは、ふくらはぎの筋肉が硬直しています。ふくらはぎはよく「第二の心臓」といわれるように、筋肉（腓腹《ひふく》筋とヒラメ筋）が収縮と弛緩《しかん》をくり返すことでポンプ作用が働き、下半身の血液を心臓へと押し戻す血液循環のかなめです。ふくらはぎの筋肉が硬直するとそのポンプ作用が弱まり、腰椎《ようつい》（背骨の腰の部分）で血流不足が起こります。その結果、脊柱管を通る神経が衰えて痛みやしびれを感じるのです。

硬直したふくらはぎの筋肉をほぐすには「プッシュオフ」と「爪先起《つまさき》こし」が有効です。プッシュオフとは、こりのある筋肉を手の指の腹で3～4秒ジワーッと押し（プッシュ）、パッと離す（オフ）指圧法です。痛むほうのふくらはぎ全体を指の腹でまんべんなく指圧してください。10回指圧するのを1セットとし、1日数セット行うといいでしょう。爪先起こしのやり方は左の図を参考にして行ってください。ふくらはぎの痛みやしびれの軽減やこむら返りの発生予防に役立ちます。

（清水伸一）

爪先起こしのやり方

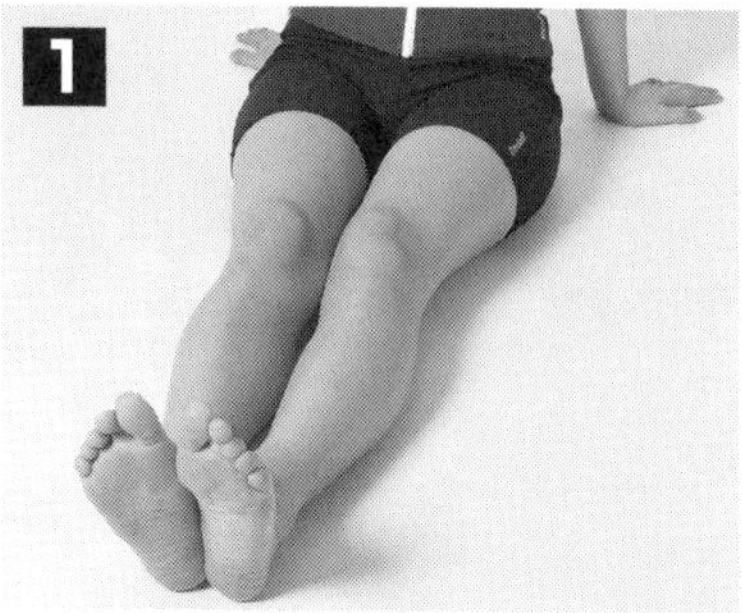

リラックスした状態で床に腰を下ろしたら、両手を体の後ろに置く。そして、かかとを前に押し出すようにして、両足をまっすぐに伸ばす。

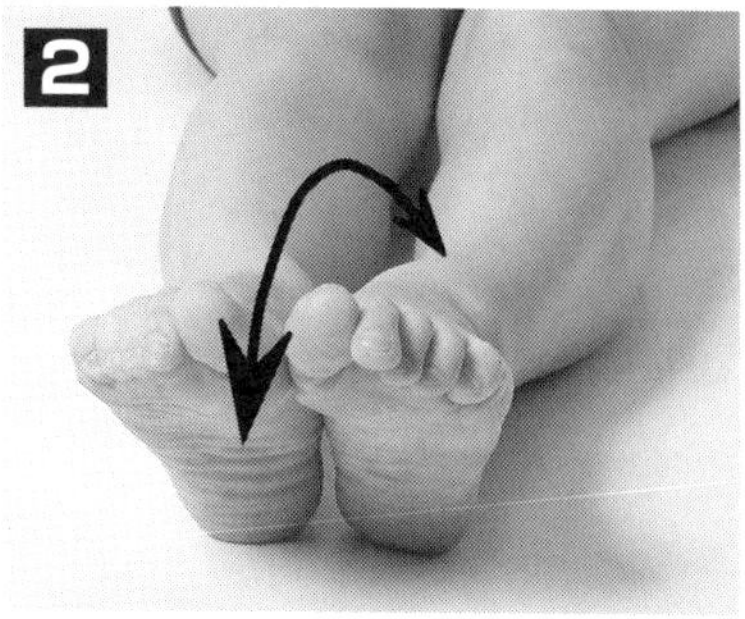

1の状態で息を吐きながら爪先を前方に倒し込み、次に息を吸いながら爪先が床と垂直になるように起こす。この動作を 10 回くり返す。

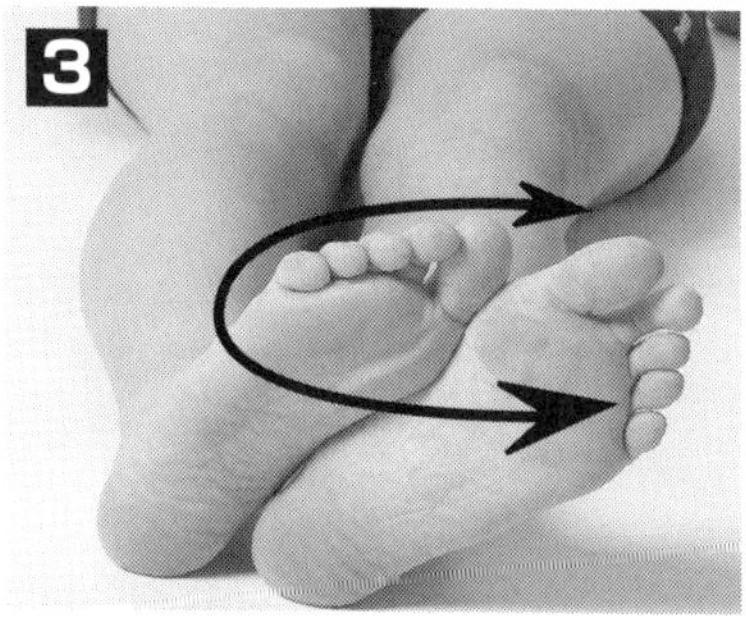

2が終わったら、両足の爪先を時計回りにゆっくりと 10 回転させる。次に、反時計回りにも爪先を 10 回、回転させる。

※1～3を１セットとして朝・昼・晩に１セットずつを目安に行う。

Q 127 「こむら返り」を防ぐ方法を教えてください。

慢性的な腰痛に悩まされている人は、たいていひざ裏が硬直しています。これは、脊柱管《せきちゅうかん》狭窄《きょうさく》症の患者さんに多く見られる特徴です。そこで、私は、ひざ裏の硬直のある患者さんに、ひざ裏のばしの「波止場のポーズ」を指導しています。これは、昔のアクション映画のスターが、波止場でポーズを取るさい、太もも裏の筋肉「ハムストリングス」とふくらはぎの腓《ひ》腹《ふく》筋を伸ばした姿勢になることから着想を得て考案した体操です。実際にやってみると、ひざ裏の硬直が取れて、足腰の痛みやしびれの症状がらくになる患者さんが多く、自力ケアとしてすすめています。また、脊柱管狭窄症の患者さんに多く見られるこむら返り（ふくらはぎの筋肉がけいれんして、つっている状態）の予防にもなります。

波止場のポーズは、イスや階段などに片足を乗せて、上体を前方にスライドさせ、もう片方のふくらはぎと太もも裏をしっかりと伸ばします（左ページの図参照）。左右どちらかの症状が強いからといって、片側だけやると体のバランスが悪くなります。必ず左右で10回ずつを目安に行いましょう。

（出沢　明）

波止場のポーズのやり方

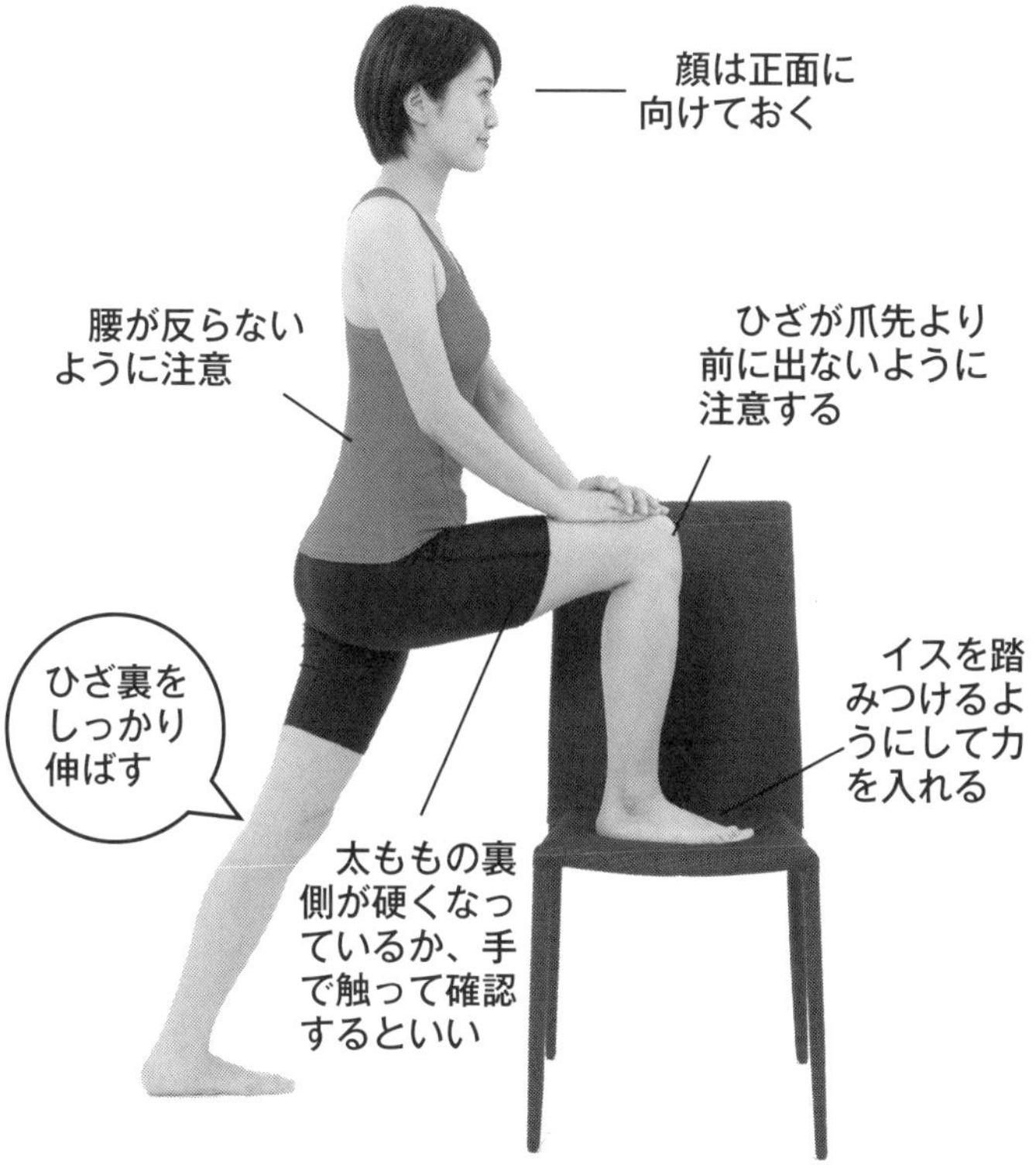
顔は正面に向けておく
腰が反らないように注意
ひざが爪先より前に出ないように注意する
ひざ裏をしっかり伸ばす
イスを踏みつけるようにして力を入れる
太ももの裏側が硬くなっているか、手で触って確認するといい

1 低いイスに片足を乗せて、両手を太ももの上に置く。

2 上体を前方にスライドさせながら、後ろ足のひざ裏をしっかり伸ばす。イスに乗せた足でイスを踏みつけるようにして力を入れるのがポイント。

※上体をスライドさせてひざ裏を伸ばしたら７秒キープすることを左右の足で 10 回ずつ行う。これを１セットとし、朝・昼・晩の１日３セット行うのが目安。それ以上行ってもいいが、無理はしないこと。

Q128 「足裏の感覚異常」を和らげる方法を教えてください。

足裏のしびれや感覚異常に悩んでいる人は、「足指広げ」というマッサージ法を試してください（左ジペーの図参照）。

足指広げでは、**1**最初に足裏をよく押圧《おうあつ》し（プッシュオフという）、硬直した足裏の筋肉や靱帯《じんたい》（骨と骨をつなぐ丈夫な線維組織）をほぐします。押圧は手の指の腹を使って足裏をジワジワとやさしく押し込んでからパッと離す簡単なマッサージ法です。場所を少しずつずらしながら、足裏全体に行ってください。

押圧で足裏がほぐれたら、**2**足指をつかんで上下に動かす、**3**足指を回して爪先立《つまさきだ》ちとかかと上げを行う、この順序で足指を十分に動かします。足首から下が軟らかくなったところで足指広げを開始。**4**手の指と足の指を組んだり、**5**足指を手指でつまんで間を広げたりして、足指を刺激します。最後に、**6**かかとをよくほぐしてください。足指広げを続ければ、足裏のしびれや感覚異常が改善されやすくなるとともに、足の変形が正されて体の重心バランスもよくなり、腰にかかる負担が減ることで脊柱《せきちゅう》管狭窄症《かんきょうさく》の症状が全般的に改善しやすくなるでしょう。

（清水伸一）

足指広げのやり方

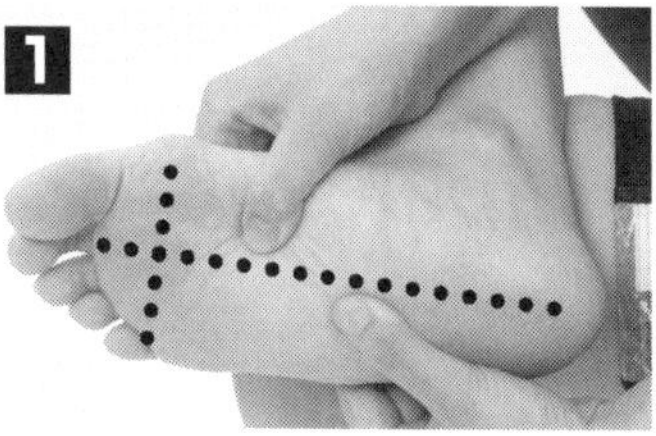

手の親指で足裏の縦と横のアーチを中心に足全体を１分指圧する。

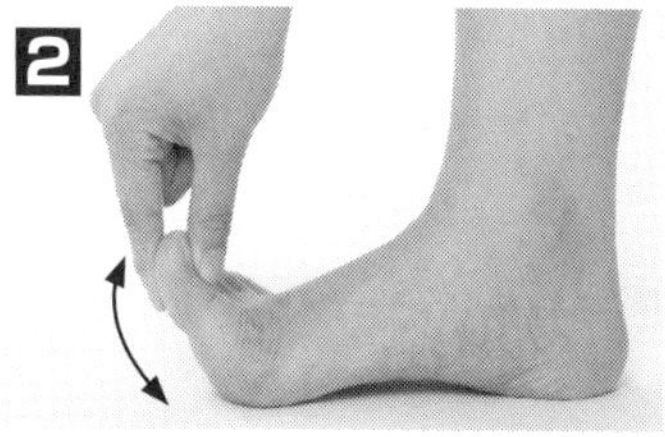

足指をつかみ、上下に動かす。3と合わせて１分行う。

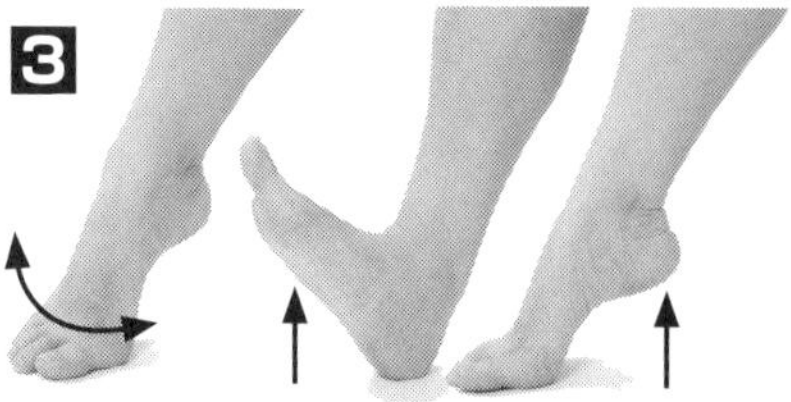

足指を回してから、爪先立ちとかかと上げをイスに座って行う。

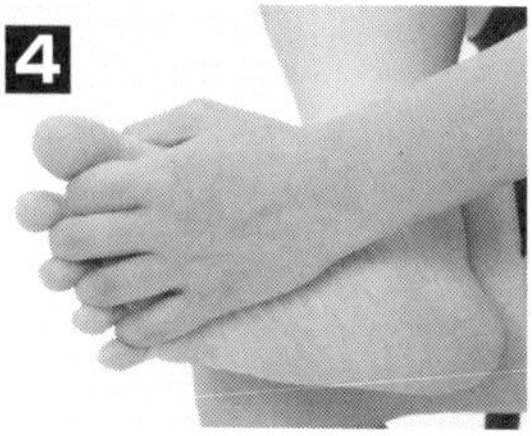

足指の間に手指を入れて握手するように前後に動かす。１分行う。

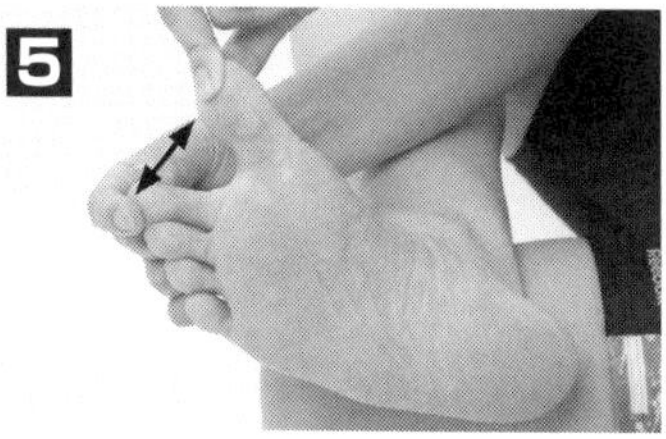

足指を手で広げる。ゆっくりジワジワと１分行う。

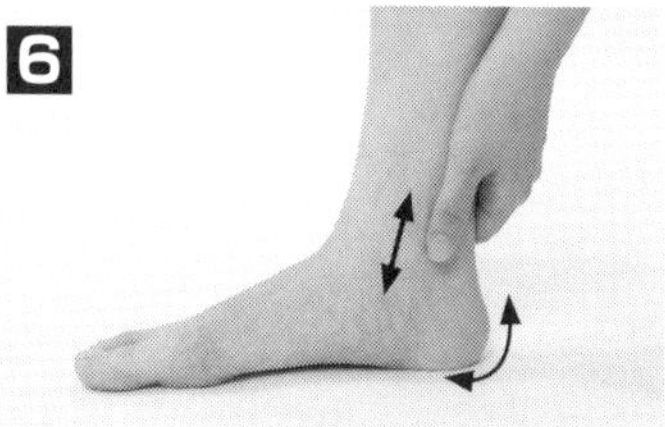

かかとを手で握り上下左右に１分さする。

※1～6を１セットとして１日４セットを目安に行う。

Q129 「お尻と足のしびれ」がつらい。いい改善法は？

脊柱管狭窄症《せきちゅうかんきょうさく》の患者さんを診察していると、足腰のしびれや痛みを訴える人は９割以上が、足の薬指（第４趾《し》）が曲がったり縮んだりしていることに気づきます。中には、足の中指（第３趾）の下にもぐり込んでいる人も多く見られます。そうした人に私は、「足の薬指引っぱり」を行っています。すると、足の薬指引っぱりを行ったその場で、痛みやしびれが軽減したと喜ぶ患者さんも少なくありません。患者さんの状態にもよりますが、通常は、１週間程度で症状の軽減を実感できる人が多くいます。

足の薬指引っぱりは、足の薬指やその周辺組織をほぐすだけではなく、すねから太ももにかけて骨に貼《は》りついて硬くなった筋肉までを十分にほぐすことで、脊柱管狭窄症による痛みやしびれを改善することを目的にしています。筋肉をゆるめるときには、筋肉をもむのではなく、骨から筋肉を引きはがすようにすることが肝心です。

（平野　薫）

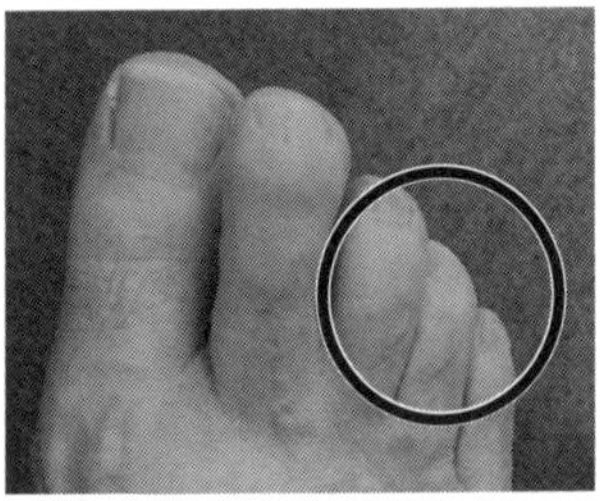

足腰のしびれや痛みを訴える人は、足の薬指が変形して曲がったり縮こまったり、中指の下に薬指がもぐり込んだりしていることが多い。

足の薬指引っぱりのやり方

1

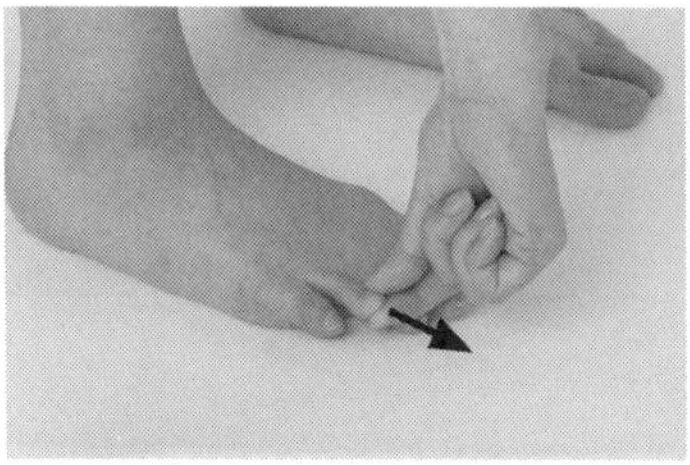

曲がった右足の薬指（第４趾）の先を、手の指でつまみ、前方に引っぱって伸ばす。それを10回くり返す。

2

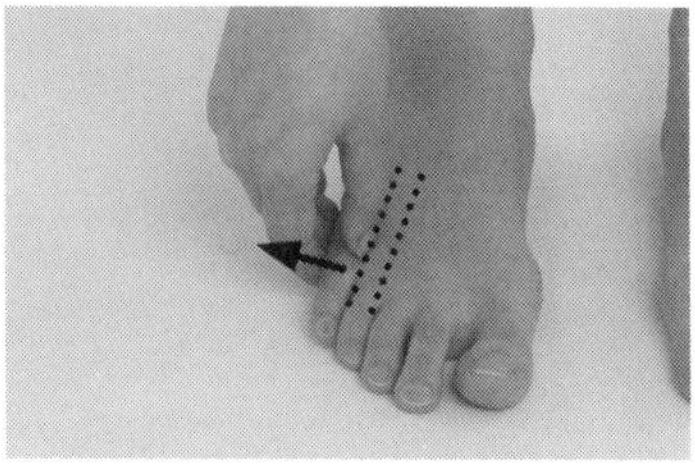

右足の薬指の甲側にはスジ状の腱がある。その腱のきわに手の親指を立て、骨からはがすように横に引く。指のまたのほうから始め、だんだん足首のほうにずらしながら行う。

3

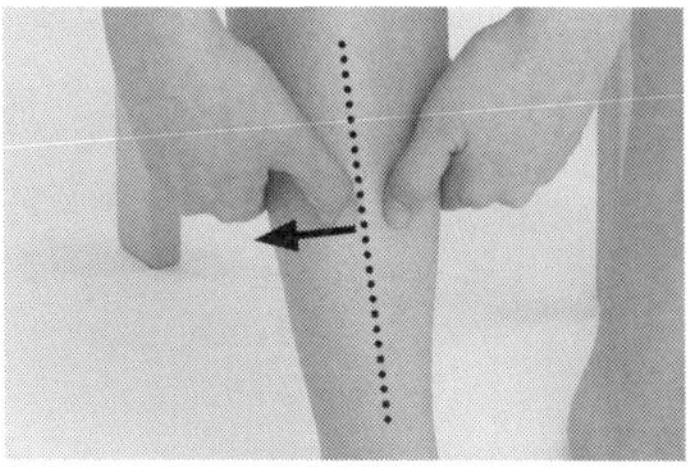

すねの骨の外側のきわに両手の親指を立てて、骨から筋肉をはがすように外側に引く。くるぶしの少し上から１センチずつずらしながらひざ下まで行う。

4

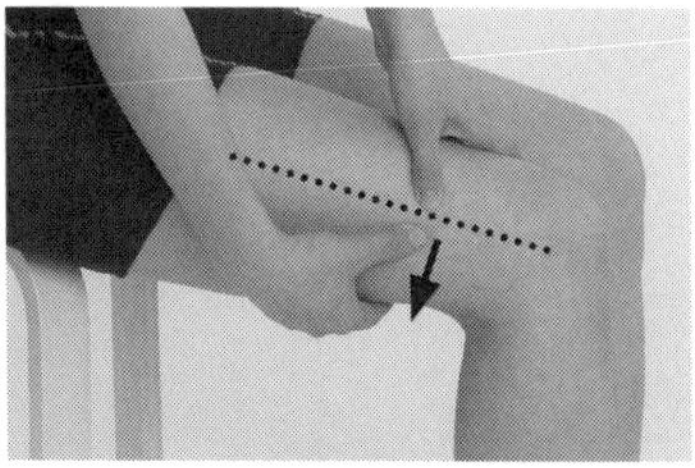

太ももの外側の筋肉に両手の親指を立てて当て、太ももの骨からはがすように右手の親指を外側（下）に引く。ひざの少し上から始め、１センチずつずらしながら股間の高さまで行う。

※左足も同様に行う。1～4を両足行うのを１セットとし、１日３セット以上を目安に行う。回数の上限はなく、患者さんの状態にもよるが、１週間程度で症状の軽減を実感できる人が多くいる。

Q130 「尿もれ」を改善する方法を教えてください。

脊柱管狭窄症《せきちゅうかんきょうさくしょう》に伴う頻尿や尿もれ、便秘などの排尿・排便障害は、脊柱管の中を通る馬尾《ばび》（脊髄《せきずい》の末端にある末梢神経《まつしょう》）が圧迫されることで起こります。排尿・排便障害が現れた場合は、直ちに手術を検討する必要があるものの、手術後も尿もれや股間《こかん》の違和感が回復しない人も少なくありません。

こうした人は、馬尾の圧迫以外にも原因があると考えられ、その一つが骨盤底筋のゆるみです。骨盤底筋とは、骨盤の底を覆っている筋肉で、腸や膀胱《ぼうこう》、子宮などを下から支えるほか、収縮・弛緩《しかん》することで尿や便の排泄《はいせつ》をコントロールしています。そのため、骨盤底筋が衰えてゆるむと尿もれや失禁、便秘が起こりやすくなるのです。

排尿・排便障害がある人におすすめしたいのが、骨盤底筋を強化する「お尻《しり》キュット」というトレーニングです（左ページの図参照）。深く息を吸ってから肛門《こうもん》を閉じ、ゆるめるときにフーッと息を吐くのがコツ。立って行うときは転ばないように、イスの背もたれや壁に手をついて行ってください。立って行うのがつらい人は、ドーナツ状に丸めたタオルをイスに置き、そのうえに座って行うといいでしょう。

（清水伸一）

お尻キュットのやり方

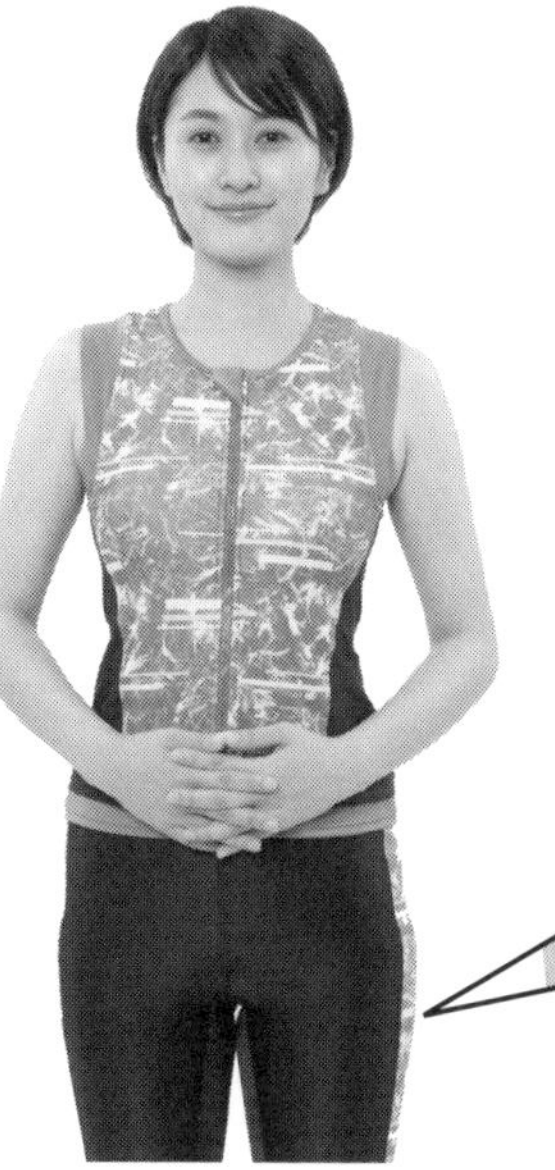

上体をニュートラルポジション（それ以上に反らすと症状が現れる上体の傾き）まで起こし、おなかの前で手を組んだあと、肛門を閉じたりゆるめたりする。

肛門を５秒間閉じたあとゆるめるのを１回として、１セット５回を目安に、毎日、朝・昼・夕方・就寝前に１セットずつ行う。

●肛門をキュッと閉じたりゆるめたりする

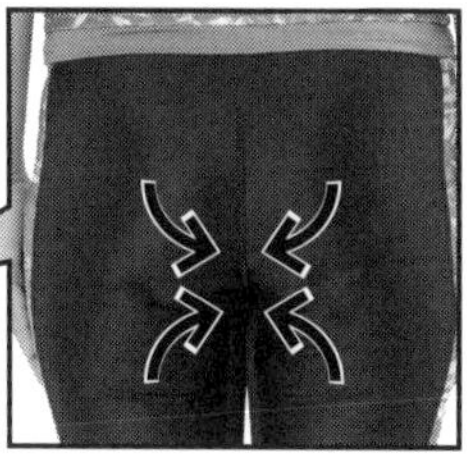

息を深く吸い込んだあとに肛門を閉じ、ゆるめるときにフーッと息を吐くのがコツ。

●高齢者が行う場合

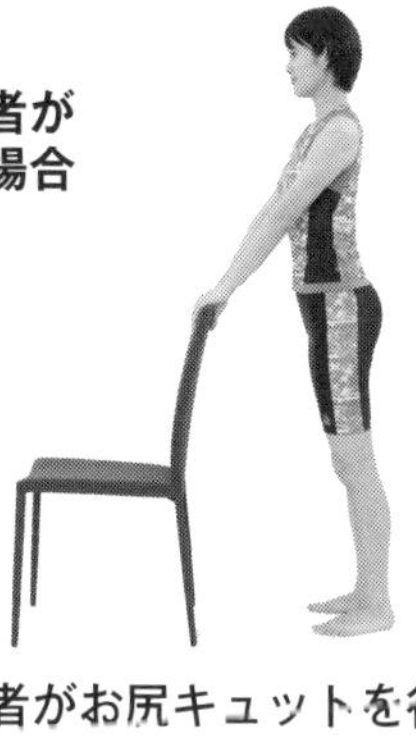

高齢者がお尻キュットを行うときは、バランスをくずして転ばないように、イスの背もたれに手を置いたり、壁に手をついたりしながら行うといい。

●座って行う場合

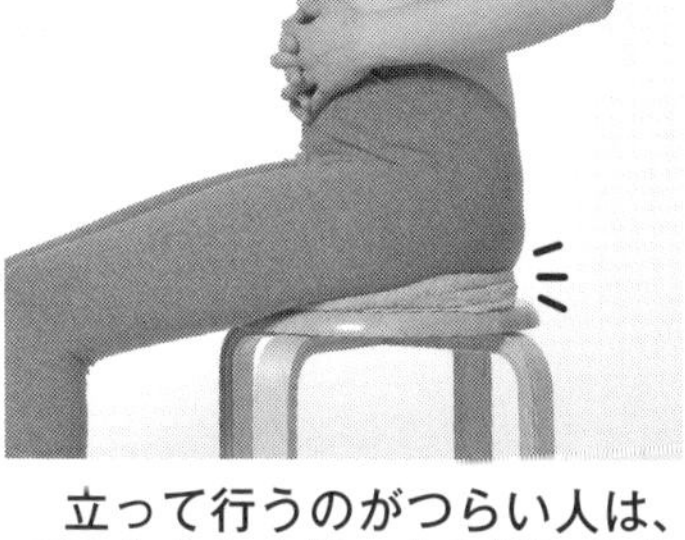

立って行うのがつらい人は、バスタオルをドーナツ状に丸めてイスに置き、そのうえに座って行えば、座ったままでもお尻キュットが行いやすくなる。

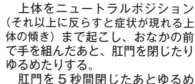

Q 131
「足指の脱力」で指がうまく動きません。いい方法を教えてください。

脊柱管狭窄症《せきちゅうかんきょうさくしょう》の人には、「足指に力が入らない」「爪先《つまさき》が上がらずよくつまずく」という足指の脱力の症状を訴える人が多くいます。そうした人でも、その場で足の親指が動きやすくなる裏ワザが「足首輪ゴム」です。

足首輪ゴムは、足首に輪ゴムを8の字に巻くだけです。こうすると、輪ゴムの縮む力で足の親指が上がりやすくなるため、歩行時の安定性がアップするのです。実際に、足首輪ゴムと同じ原理のアンクルクロスバンドという装具が、登山家の間で広く使われています。足首輪ゴムは、外出時に使うようにしてください。自宅でははずし、足首輪ゴムを装着したときの足の親指の動きをイメージしながら生活しましょう。

（清水伸一）

足首輪ゴムのやり方

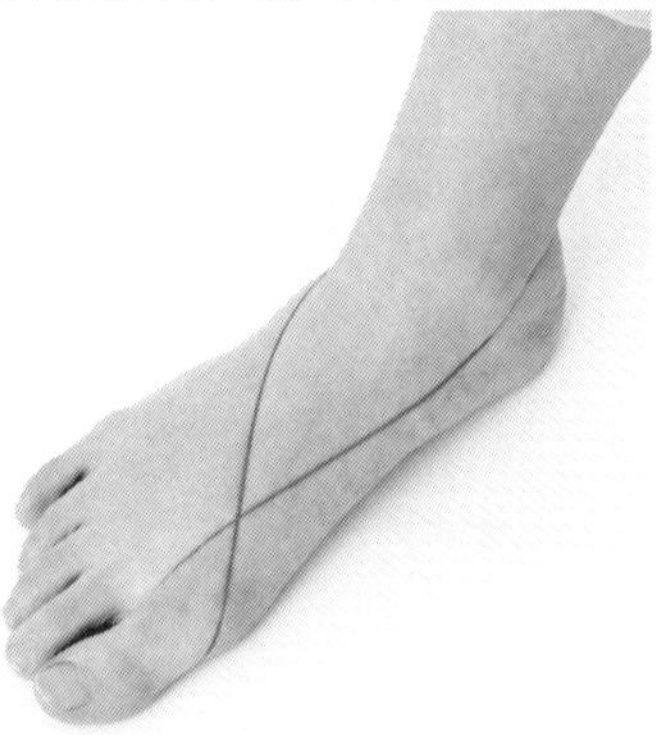

足首に巻いた輪ゴムを８の字にし、足の甲側から親指に引っかける

Q 132 「よくつまずく」のを防ぐ歩き方を教えてください。

足裏にしびれなどの感覚異常が起こると、ふらついて転倒のリスクも増加します。そのため、ふだんからふらついたり、よろけたりしやすい人にはQ88で紹介した「ベタ足歩き」がおすすめです。ベタ足歩きでは、爪先《つまさき》とかかとを同時にベタッと地面につけて、足底全体で着地します。私たちの足底は、母趾球《ぼしきゅう》（足の親指のつけ根）・小趾《しょうし》球《きゅう》（足の小指のつけ根）・かかとの3点で支えられており、ベタ足で着地すると、この3点が接地して歩行時の安定感が増します。

つまずくのを防ぐためには、足指がよく動くことが重要なので、靴下は五本指タイプをはくのがいいでしょう。爪先が自然と上がるように設計されている転倒防止靴下や転倒防止シューズも各種市販されているので、それらを利用するのもいいでしょう。

（清水伸一）

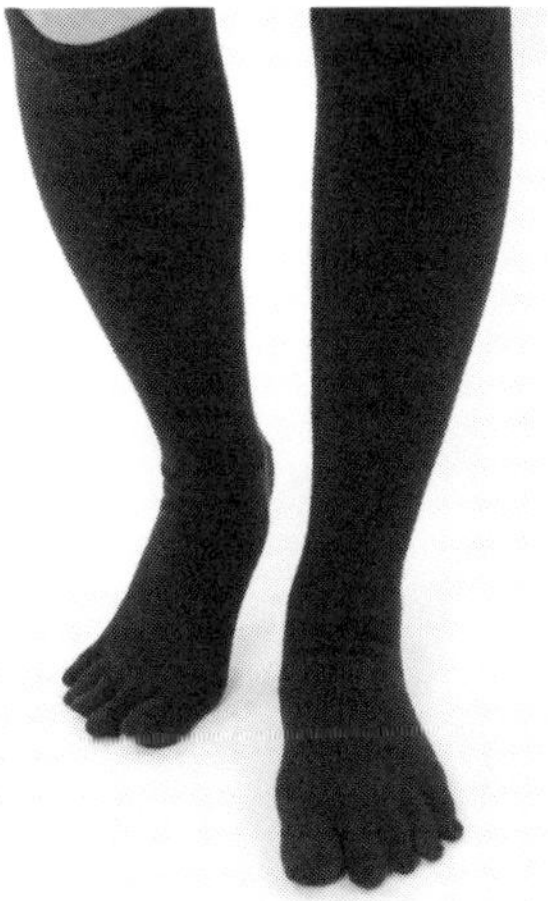

足指がよく動く五本指タイプの靴下がおすすめ

Q133 脊柱管狭窄症に効くツボを教えてください。

　これまで述べられているように、脊柱管狭窄症《せきちゅうかんきょうさくしょう》は極めて複雑な病態といえます。そのため、標準的な治療だけでは、なかなか克服につながりません。そこで当院では、西洋医学による治療に加えて、患者さんを全人的に診て自然治癒《ちゆ》力を引き出す「東洋医学」の「漢方薬」や「鍼灸《しんきゅう》治療」も用いて治療に当たっています。

　その結果、脊柱管狭窄症の痛みやしびれと上手につきあえるようになる人、つらい症状が大幅に緩和されて喜ぶ人、西洋薬の副作用を緩和できた人などが多くいて、とても喜ばれています。

　当院では、鍼灸師がツボに鍼《はり》を刺す鍼灸治療やツボ注射を行っていますが、ツボを自分で指圧したり、ツボに米粒を貼《は》って押圧《おうあつ》したりしても、痛みやしびれの改善効果が得られます。

　脊柱管狭窄症では、主に、左ジペーにあげた膀胱《ぼうこう》系に属する7ヵ所のツボを刺激します。図に示したあたりを指先で指圧して、痛気持ちいい感覚が得られるところがツボです。ぜひご自身で探してみて、その効果を確かめてください。


（清水伸一）

脊柱管狭窄症に効く主なツボ

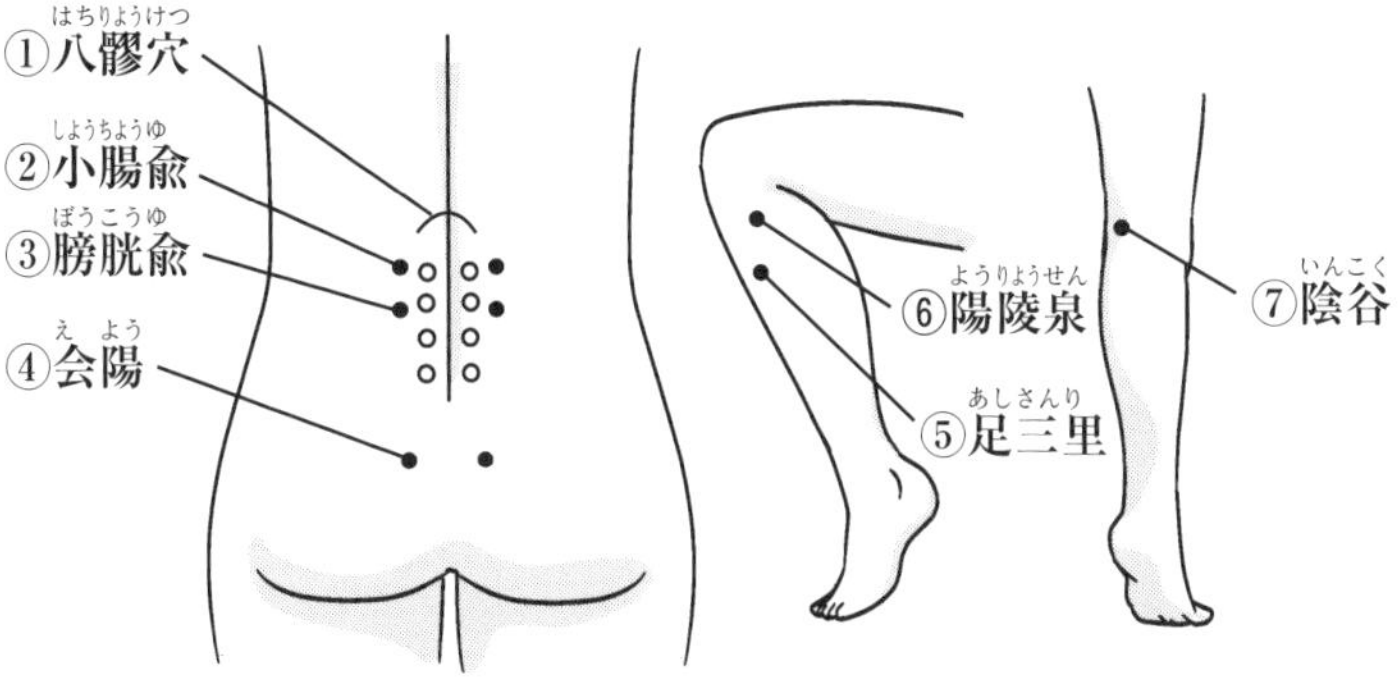

	ツボ	場所	効果
1	八髎穴《はちりょうけつ》	仙骨の正中線から左右外側へ親指 1.5 本分のところに縦に４つずつ並ぶ	すべての腰痛
2	小腸兪《しょうちょうゆ》	仙骨の一番上のくぼみから指幅２本分ほど外側	下痢、便秘、腰痛
3	膀胱兪《ぼうこうゆ》	ウエストの最も細い部分から指幅２本分下、背中の中心から左右に指幅２本分外側	膀胱疾患、腰痛、坐骨神経痛、下痢・便秘
4	会《え》　陽《よう》	肛門の上の骨（尾骨）から左右に指幅１本分	生殖器や泌尿器に関連した症状
5	足三里《あしさんり》	ひざのお皿の下のくぼみから指幅４本分下のすね側	消化器系の不調、坐骨神経痛
6	陽陵泉《ようりょうせん》	ひざの外側下にある骨の出っぱりのすぐ下のへこみ	ひざ痛、坐骨神経痛
7	陰《いん》　谷《こく》	ひざを曲げたときにできる、ひざ裏の横ジワの内側の溝	婦人科疾患、脊髄のマヒによる排泄障害、足のマヒ

●ツボの刺激のやり方

自分でツボを指圧したり、ツボに米粒を貼って押圧したりすると、痛みやしびれの改善効果が得られる。

Q 134 寒いと症状が悪化するので、対策を教えてください。

脊柱管狭窄症《せきちゅうかんきょうさく》による足腰の痛みやしびれは、足腰の冷えや血流不足といった要因が加わると、さらに悪化します。特に、骨盤の中央にある仙骨が冷えると症状の悪化につながります。仙骨は、下肢《かし》へとつながる神経の密集地帯だからです。

そこで、冷えで症状が悪化する人は、カイロで仙骨周辺を温める「仙骨カイロ」を試してください。血流が活発になって冷えが改善するのはもちろん、神経の働きの改善も見込めます。

仙骨カイロは速効性があるので、1〜2時間で痛みやしびれの軽減を実感できる人もいます。寒い季節の外出には、仙骨カイロを貼《は》って間欠性跛《は》行《こう》を予防してください。

（清水伸一）

仙骨カイロのやり方

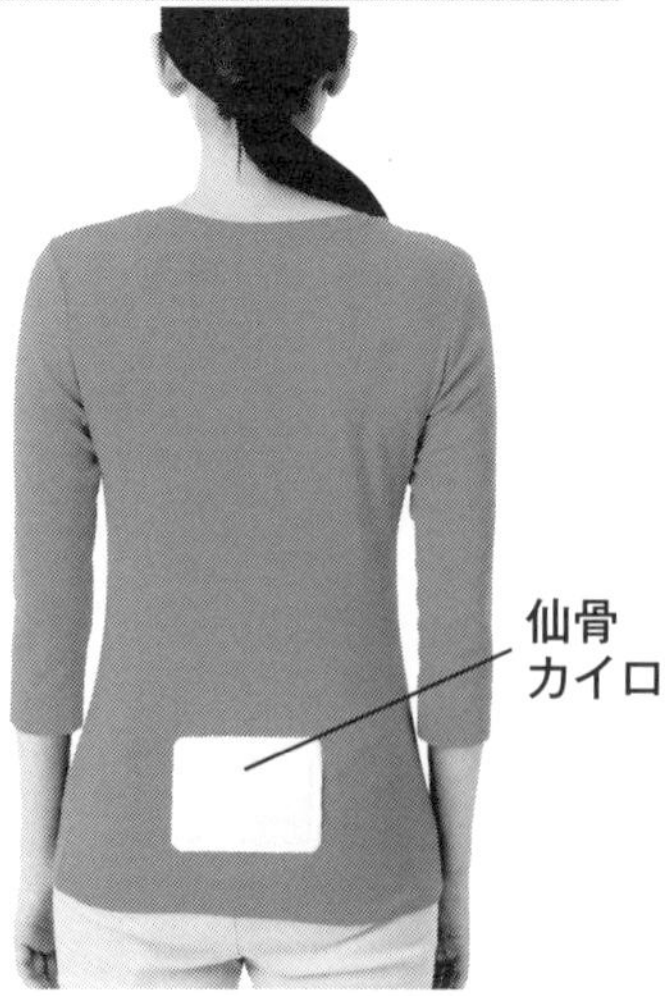

仙骨のあたりに服の上から使い捨てカイロを貼るだけ。低温ヤケドを起こしやすいので、就寝時や長時間の貼りっぱなしはさける。

第10章

手術についての疑問 16

Q135 どのタイミングで手術を検討すべきですか？

腰部脊柱管狭窄症《せきちゅうかんきょうさく》（以下、脊柱管狭窄症）の患者さんが、手術を受けるタイミングとしては、次のいずれかの症状が現れたときが一つの目安となります。

●下肢《かし》に強いマヒがある（ひざをまっすぐ伸ばせない・足先を下に向けて眠れないなど）
●膀胱《ぼうこう》・直腸に異常があり、排尿《はいにょう》・排便障害がある
●間欠性跛行《はこう》（こま切れにしか歩けなくなる症状）で10～20$\overset{\text{メー}}{\text{トル}}$も歩けない
●筋力が著しく低下している

このうち、期間に関係なく手術が必要なのは、馬尾《ばび》神経（脊髄《せきずい》から続く馬の尾のような末梢《まっしょう》神経の束）が障害されて起こる排尿・排便障害がある場合です。これらの症状が出たときは、日本整形外科学会では48時間以内の緊急手術が必要と明示しています。手術を先延ばしにしていると神経の障害が進み、手術を受けてもしびれや尿失禁などの症状が残ることがあるからです。保存療法を3～6ヵ月続けても足腰の痛みやしびれ、間欠性跛行が改善せず、画像検査でも脊柱管が明らかに狭くなっている場合にも、手術を検討します。

（久野木順一）

Q136 80代や90代でも手術を受けられますか？

脊柱管狭窄症《せきちゅうかんきょうさく》の患者さんが手術を希望した場合、単に高齢であることを理由に手術ができない、ということはほとんどなくなっています。近年では、患者さんの体に負担の少ない手術法（内視鏡手術など）も開発され、かなり高齢でも手術を受ける人が増えています。

ただし、心肺機能が著しく衰えていたり重い腎臓《じんぞう》病や肝臓病などの持病がある人は、手術でそれらの病気が悪化したり命にかかわったりすることもあるので、多くの場合、手術は受けられません。また、全身麻酔に耐えられる体力があるかどうかも、手術の可否に関係します。

なお、高齢の人では手術で脊柱管の狭窄が除けても、神経障害の回復が難しいという問題もあります。高齢だからと手術をあきらめるのではなく、まずは主治医によく相談をするのが一番でしょう。

（清水伸一）

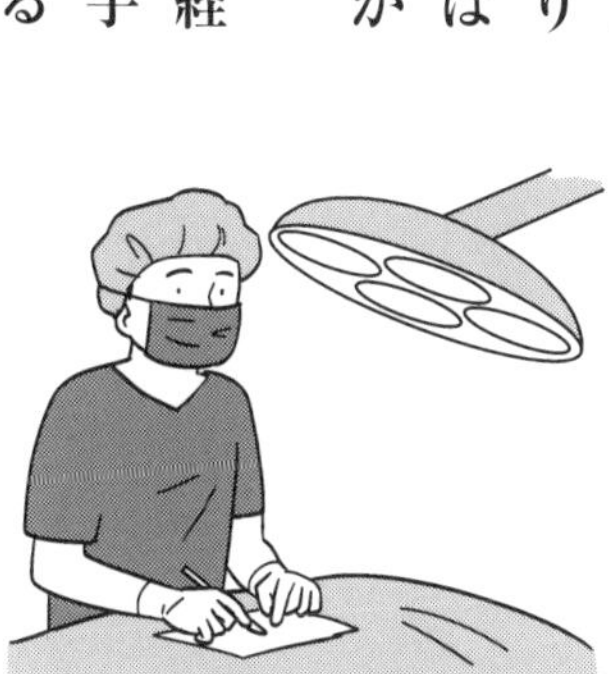

Q 137 骨粗鬆症ですが、脊柱管狭窄症の手術を受けられますか？

骨密度が低下して骨粗鬆症《こつそしょう》になると、骨折しやすくなります。特に、背骨を構成する椎体《ついたい》がつぶれる圧迫骨折が起こりやすくなり、背骨が変形して脊柱管《せきちゅうかん》内に突出することがあります。すると、神経を圧迫して、足腰の痛みやしびれといった脊柱管狭窄《きょうさく》症の症状が現れます。一つの椎体が圧迫骨折を起こすと、その上下の椎体に負荷がかかって次の骨折も起こりやすくなります。

脊柱管狭窄症の原因が骨粗鬆症による圧迫骨折にある場合は、まずは圧迫骨折の治療が行われます。急性期であればコルセットの着用や鎮痛薬などによる保存療法（手術以外の治療法）が行われ、保存療法を一定期間行ったにもかかわらず神経症状が見られる場合には、手術を行うこともあります。

骨粗鬆症だからといって手術できないことはなく、むしろ、心臓や呼吸機能、腎《じん》機能などが全身麻酔のリスクに耐えられるかといった内科的な全身状態が問われます。

（吉原　潔）

Q138 手術を受ければ脊柱管狭窄症は完治しますか？

脊柱管狭窄症《せきちゅうかんきょうさくしょう》の手術は、足腰の痛みやしびれを起こす原因となっている脊柱管での神経の圧迫を取り除くことを目的として行われます。腰椎《ようつい》（背骨の腰の部分）の加齢変化を治すものではないので、**すべての症状がなくなるわけではないこと**を十分理解しておいてください。

改善効果が得られやすいのは、歩行などの体の動きや姿勢によって強くなる下肢《かし》の痛みや**間欠性跛行**《はこう》（こま切れにしか歩けなくなる症状）です。その一方で、改善されにくいのが**しびれ**です。圧迫されることによって傷んだ神経は、手術で圧迫が除かれても回復するのに長く時間がかかってしまうためです。安静にしていてもしびれが出るような重度の場合、手術を受けても改善が見込めない可能性があります。

手術で神経の圧迫によって起こる痛みはなくなりますが、背筋や腹筋の衰えが原因で起こる症状の改善は期待できません。例えば、朝起きたときに腰が痛む、立ち上がるときに腰が痛む、長時間立っていたり座っていたりすると腰が痛む、といった症状です。改善に導くには背筋や腹筋の運動療法が必要となります。

（久野木順一）

Q139 手術を受けたのにしびれが残っているのはなぜですか？

脊柱管狭窄症《せきちゅうかんきょうさく》の手術を受ければ、多くの場合、足腰の痛みや間欠性跛行《はこう》は改善しますが、しびれの残るケースがあります。この場合に考えられるのは、神経の損傷が著しく、神経が十分に回復しなかったり回復に時間がかかったりしていることです。長い間、狭まった脊柱管の中で圧迫されていた神経は、手術で圧迫を取り除いても、すぐにもとどおりに回復するわけではないからです。

こうした事態を防ぐには、事前に医師とよく相談し、神経の回復が見込めるタイミングで手術を受けることが大切です。なお、手術後に残ったしびれは、神経の修復を促すビタミンB12製剤などを服用して対処します。

このほか、考えられるのは、脊柱管狭窄症ではなく、足の動脈硬化（閉塞《へいそく》性動脈硬化症やバージャー病など）が原因でしびれが起こっているケースです。特に、高齢の患者さんの場合、足の動脈硬化が進んでいる人が少なくありません。この場合、しびれの改善には、原因となる病気の治療が必要です。

（清水伸一）

Q140 手術に熟練した医師を探す方法はありますか？

脊柱管狭窄症《せきちゅうかんきょうさく》にかぎらず、どのような手術においてもリスクは伴うものです。手術を検討している患者さん自身が慎重に医師を選び、成功の確率を高めようとする姿勢は非常に大切です。手術の経験が豊富で高い技術を持っている専門医を探すには、日本整形外科学会のホームページ（www.joa.or.jp）に掲載されている「**脊椎《せきつい》内視鏡下手術・技術認定医名簿**」を参考にしてみてはいかがでしょうか。

ここで紹介されている医師は、整形外科専門医のほかに脊椎脊髄《せきずい》病医としての資格も取得しており、さらに厳しい実技試験を受けたうえで、脊椎内視鏡下手術・技術認定医と認められています。全国に約2万人いる整形外科医の中で、この資格を持つ専門医は1％もおりません。それだけ難関で、手術の技量は確かといえるでしょう。

パソコンやスマートフォンを使い、前述のホームページで「専門医を探す」をクリックし、開いたページ内の「日整会脊椎内視鏡下手術・技術認定医」をクリックしましょう。地域ごとに、医師名・所属医療機関が調べられます。自宅にパソコンなどがない人は、主治医に調べてもらってもいいでしょう。

（出沢　明）

Q141 手術は危険を伴いませんか？

脊柱管狭窄症《せきちゅうかんきょうさく》の手術では、神経を圧迫している骨や靱帯《じんたい》（骨と骨をつなぐ丈夫な線維組織）などの組織を取り除くため、手術を行うのは神経に極めて近い場所となり、精密な技術や経験が必要になります。もちろん、手術の基本的な安全性は確立されていますが、個々の患者さんの病状はそれぞれ異なるため、どんなに手術に熟練した医師であっても、100％手術が成功する保証はありません。また、術後に合併症や後遺症が残る可能性は常にあります。多くの合併症は一時的なもので、しだいに軽くなるか、適切な処置によって回復します。ただ、まれに、手術を受けた患者さんに深刻な合併症が発生することもあります。手術を過度に怖がることはありませんが、危険性がつきものであることを正しく理解しておくことが大切です。

とはいえ、胃や腸を切除する消化管の手術などと比べると体への侵襲は低く、合併症の頻度も低いので、比較的安全な手術といえます。ただし、術後の感染症は特に糖尿病の患者さんがかかりやすいので、手術前には医師の指示に従い、血糖値を低く保つことが大切です。

（久野木順一）

Q142 手術をすすめられていますが、セカンドオピニオンを活用すべきですか？

脊柱管狭窄症《せきちゅうかんきょうさく》にかぎらず、どのような病気でも十分に納得したうえで治療を受けることは大切です。担当医の説明に納得できない、もっといい治療方法があるのではないかと感じる場合は、担当医以外の意見を聞いてみる「セカンドオピニオン」はいいことです。担当医に遠慮する必要はありません。担当医も、患者さんには十分に理解したうえで治療を受けてもらいたいと考えています。

セカンドオピニオンを利用するときは、これまでの診療情報などを記した紹介状を担当医に書いてもらい、検査画像や検査データもセカンドオピニオンを受ける医療機関に持参します。その結果、そこで提案された治療を選ぶか、もとの治療に戻るか、どちらの選択肢を取ってもいいのです。しかし、さらにほかの先生の意見も聞いてみようと、何件もセカンドオピニオンを重ねるのは慎んでください。

セカンドオピニオンは診療ではなく「相談」なので、健康保険は適用されず、全額自費となります。

（吉原　潔）

Q 143 手術の前に医師に確認しておくことはなんですか？

患者さんの多くが、手術をすすめられても、ためらいを感じるようです。また、医師から専門用語で説明されて理解できなかったり、自分の症状がどの程度深刻なのかわからないと不安を訴える患者さんも少なくありません。医師から手術をすすめられたら、上記の10項目をメモなどに書いておき、診察時に確かめておくといいでしょう。

ところで、手術や入院の費用については、医師に聞いてもわからないことが少なくありません。医師費用については、医事課や会計係にたずねるといいでしょう。入院時に必要となる持ち物や、家族の面会時間などについては、看護師に確認してください。

（吉原　潔）

手術前に確認すべき 10ヵ条

❶手術による達成目標と期待される効果
❷このままで手術を受けないとどうなるか
❸手術しても治りきらない症状があるか
❹術式と、それを選択した理由
❺具体的な手術方法、手術部位
❻術後の痛みはどんなものか
❼手術によるリスク（合併症）とその頻度
❽回復の見通しや回復までの期間、術後の通院見通し
❾麻酔の方法
❿手術の前後の禁止事項

Q144 脊柱管狭窄症では、どのような手術が行われるのですか？

脊柱管狭窄症《せきちゅうかんきょうさく》の手術は、大きく分けて「除圧術」と「固定術」の二つがあります。それぞれにさまざまな方法があり、脊柱管の狭窄や周辺の骨の状態によって選択する手術は変わってきます。

除圧術には、昔ながらの切開で行う手術、顕微鏡で行う手術、内視鏡で行う手術の3種類があります。術者の技術によって、いろいろな除圧術が選択されますが、適切で十分な除圧が安全に行われれば、どの術式でも同様に良好な結果が得られます。重度の脊柱管狭窄症でも除圧術だけで80％以上の人がよくなると報告されています。

除圧術は、現在では、骨を削る範囲を最小限にする「部分椎弓《ついきゅう》切除術（開窓《かいそう》術）」や「椎弓形成術」が行われています。これは狭窄の原因となっている椎弓（椎骨の背中側の部分）のうち、圧迫に関係している部分の骨と黄色靱帯《じんたい》を取り除き、できるだけ椎弓を温存するものです。患者さんへの負担が比較的少ない方法で、翌日には歩行が可能となります。入院期間は、術式や医療機関にもよりますが、目安としては1週間程度です。
除圧術を行った後にネジで腰椎《ようつい》を固定するのが「固定術」です。通常では固定だけ行うことはなく、「除圧＋固定」のセットで行います。腰椎に不安定性のある人、腰椎すべり症、脊柱管外での狭窄、上部腰椎（第1～3腰椎）での狭窄などが固定術の適応になります。

（吉原　潔）

除圧術・固定術とは

除圧術
部分椎弓切除術・椎弓形成術

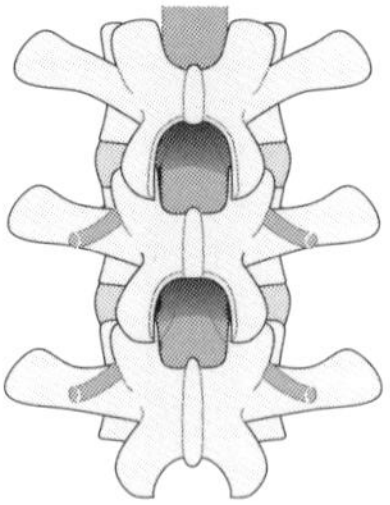

椎弓や靭帯の一部分を切除して圧迫を取り除く。

脊柱管狭窄症の手術の中で最も一般的な手術法。「開窓術」「椎弓形成術」ともいう。狭窄の原因となっている椎弓のうち、神経を圧迫している骨と黄色靭帯を部分的に取り除き、できるだけ椎弓を温存する方法。

固定術

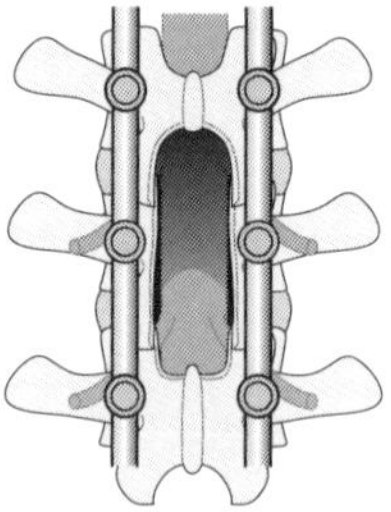

椎弓を切除して圧迫を取り除いたうえで、金属のボルトなどで固定する。

狭窄が複数ヵ所に及んでいる場合や、腰椎すべり症、加齢などにより椎間関節が変形して背骨が不安定な状態の人には、除圧術で神経への圧迫を取り除いたのち、金属のボルトなどを使って椎骨と椎骨を留めて固定する。

Q145 エピドラスコピーとはどのような手術ですか？

エピドラスコピーは、主に神経根型の脊柱管狭窄症《せきちゅうかんきょうさく》の患者さんを対象に、麻酔科やペインクリニックで実施している新しい手術法です。極細の内視鏡を脊柱管内に挿入し、痛みの原因となっている神経と組織の癒着《ゆちゃく》をはがしたり、局所麻酔薬やステロイド薬（副腎皮質《ふくじんひしつ》ホルモン）で炎症を鎮めたりします。

従来の脊柱管狭窄症の手術とは異なり、エピドラスコピーは体を大きく切開したり腰椎《ようつい》（背骨の腰の部分）を削ったりしないため、体への負担が少なく、体の支えを保ちながら症状を回復に導くことができます。リハビリ（機能回復訓練）もほとんど必要がありません。手術時間は、患者さんの状態によって異なりますが、1時間前後です。手術後は、抜糸がすむまで数日～1週間ほどの入院が必要です。

エピドラスコピーを受けるには、腰椎の変形が比較的軽度で、脊柱管に内視鏡を挿入できることが条件となります。健康保険が適用されず、基本的には全額自己負担となります。費用は各医療機関によって異なりますが、手術代のみの費用で15万～20万円程度が多いようです。

（五十嵐　孝）

Q 146 持病で手術を受けられないといわれた私でも受けられる手術はある？

脊柱管狭窄症《せきちゅうかんきょうさく》の手術を全身麻酔でなく局所麻酔で行えるのが、私が開発した新内視鏡手術「ＰＥＶＦ」（経皮的内視鏡下腹側椎間《ふくそくついかん》関節切除術）です。ＰＥＶＦでは、背骨より外側のわき腹に近い部分の皮膚を切開し、直径約８ミリの管を斜め後方から患部に差し込んで、神経を圧迫している骨や靱帯《じんたい》を取り除いていきます。現在の主流の内視鏡手術「ＭＥＬ」（内視鏡下椎弓《ついきゅう》切除術）よりも患部までの距離が遠くなるため、手術自体の難易度は上がるものの、内視鏡やドリルに小型の器具を使えるので、手術に伴う傷が小さく、痛みも少ないため、局所麻酔での手術が可能になりました。

局所麻酔で手術を行うことで、患者さんにもたらされるメリットは計り知れません（左ページの図参照）。ただ、手術の難易度は最高レベルで、局所麻酔下で脊柱管狭窄症の内視鏡手術ができる医師は、現在、日本国内に３名ほどしかいません。手術を希望してもかなりお待ちいただく状況です。そのため、徳島大学では目下、ＰＥＶＦの普及を進めるために脊椎専門医を対象とした研修を行っており、20大学以上が参加してい

るので、あと数年たてば実施できる医師が増えてくるでしょう。（西良浩一）

従来の内視鏡手術との違い

●新内視鏡手術「PEVF」　●今主流の内視鏡手術「MEL」

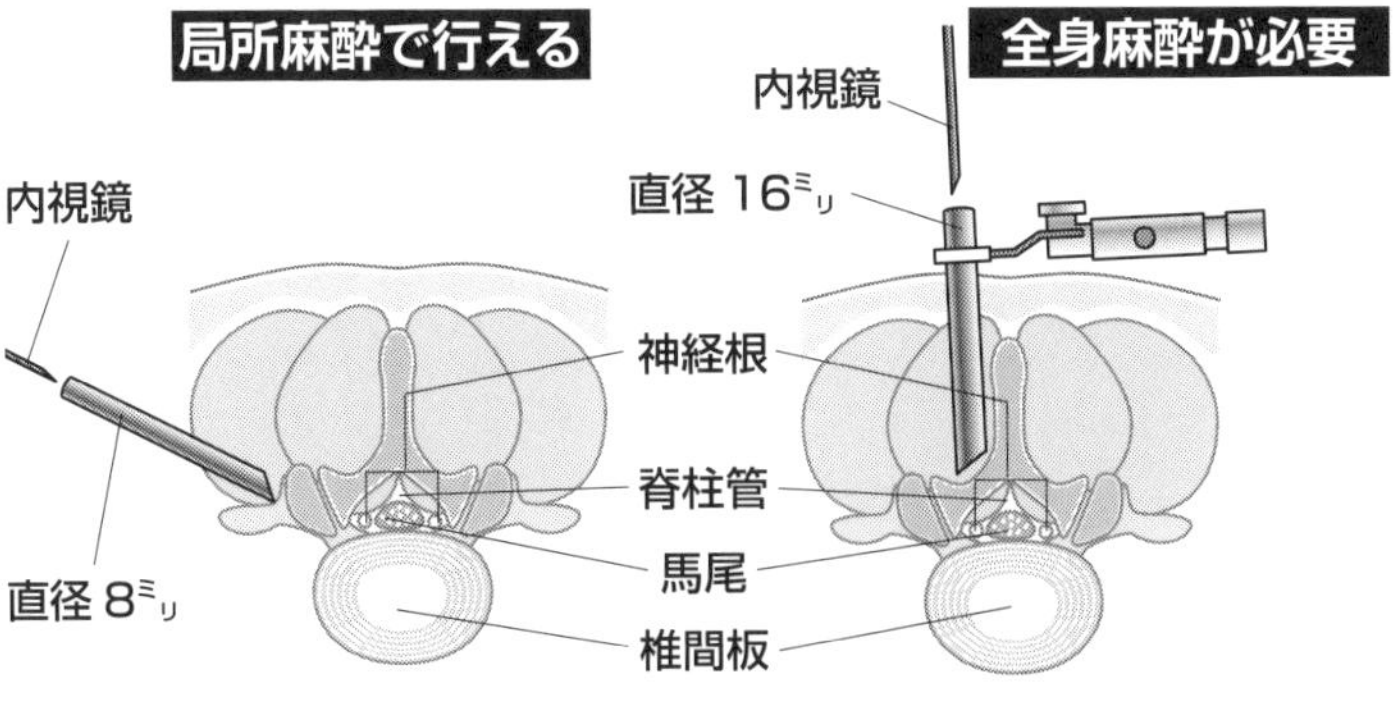

局所麻酔の新内視鏡手術「PEVF」の特徴

メリット

●高齢者など全身麻酔が不適応の人も手術可能
●全身麻酔による術後合併症の危険が大幅に低減
●傷口が小さいので、手術当日より歩ける
●手術中に患者さんの意識があるため、神経を傷つけてしまう危険が少ない
●手術中に呼吸を補助する気管内挿管が不要
●入院期間が短い（近隣の人は翌日退院可、遠方の人は4～5日で退院可）

デメリット

●小さな視野で除圧するため高度な技術が必要
●熟練したごく一部の医師でないと行えない
●手術の適応がかぎられる（狭窄が神経の周囲に限局している場合にかぎる、神経根型は手術可能だが馬尾型は不可）
●1回に手術できるのは1椎間のみ

Q
147

退院後はどう過ごせばいいですか？

退院直後から軽い作業はできますが、腰に負担のかかる作業は、術後3ヵ月間は控えることが大切です。その間は就寝時以外、コルセットを常に着用します。

手術後3ヵ月を過ぎればスポーツや重労働も徐々に可能になります。退院後の外来受診は、退院後2週めあたりに1回、その後は1〜3ヵ月に1回ほどになります。

手術で症状がなくなっても、腰椎《ようつい》（背骨の腰の部分）が若返ったわけではありません。腰椎の手術部位も、今は無症状であるほかの部位も、年齢とともに確実に加齢変化してきます。そこで、術後はこの加齢変化をなるべく遅らせる心がけが必要です。

腰椎の加齢変化を早める最大の原因は、腰椎への過度の負担と、同じ姿勢を長時間続けることです。これらの悪習をさけることを心がけて過ごしましょう。中腰の作業や重い物を頻繁に運ぶなどの作業は、なるべくさけてください。腰椎に大きな負担をかけることになる肥満と、腹筋・背筋の筋力低下にも注意が必要です。以上のことをよく理解したうえで、こまめに動くこと、無理な運動はさけること、肥満に気をつけること、体調の管理に気を配ることなどに注意しましょう。

（久野木順一）

Q148 手術後はどんな運動療法を行うのがいいですか？

手術後は、腰や足はもとより、おなかや背中などの筋力も衰えてしまいます。特に、高齢者は1日寝ているだけでも、筋力の低下が深刻になるので、足や腰を中心に、おなかや背中の筋力を同時にアップできる術後のリハビリトレーニングとして「壁スクワット」を行うといいでしょう（次㌻の図参照）。

壁スクワットはその名のとおり、壁を使って行う簡単なスクワットですが、腹式呼吸も併せて行うと、腹筋・背筋はもとより、太ももの前面にある大腿四頭筋《だいたいしとう》なども鍛えることができます。特に、大腿四頭筋は、ひざから足首までの下腿《かたい》を伸ばして股《こ》関節を曲げる働きをする筋肉なので、こうした筋肉を併せて鍛えることは重要です。壁を利用することで、転倒も防ぐことができます。

実際に、壁スクワットを行うと、数回でも額にじんわりと汗をかいてきます。これがちょうどいい体操の強度の目安です。最初は、壁に背中をつけて行います。壁のコーナーを利用すると、さらに安定した運動が行えます。少し慣れたら、背中をつけないように強度を上げて体操をしてください。

（湯澤洋平）

壁スクワットのやり方

1

お尻と左右のかかとを壁につけて立つ。

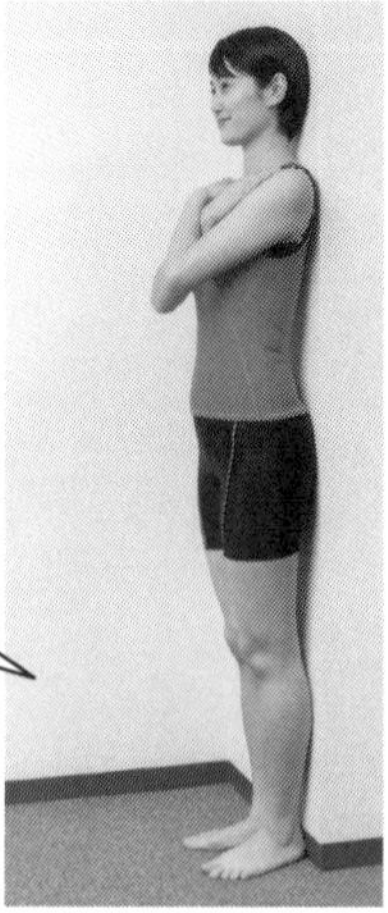

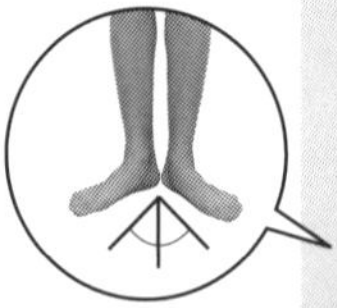

足は外側に45度ずつに開く。

2

爪先の方向に、半歩前に足を出す。

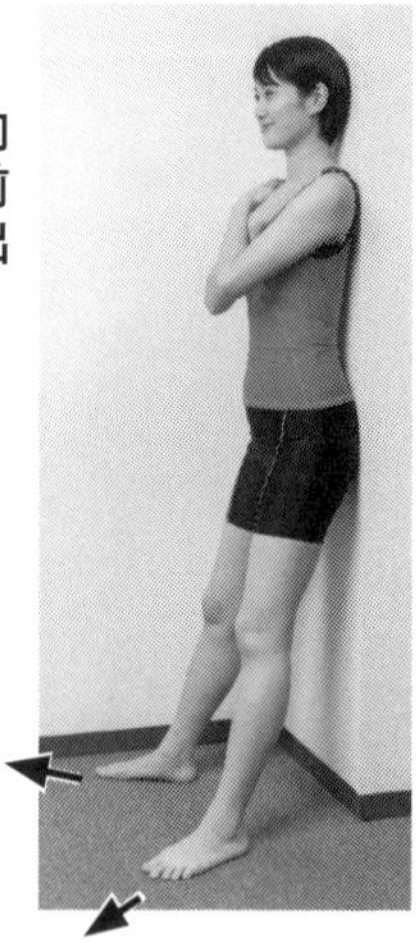

3

お尻は壁につけたまま、腰を下ろす。ゆっくり息を吐きながらおなかをへこませて、そのまま5秒間維持する。足先よりもひざが前に出ないように注意する。

　終わったら腰を上げて2の状態に戻る。

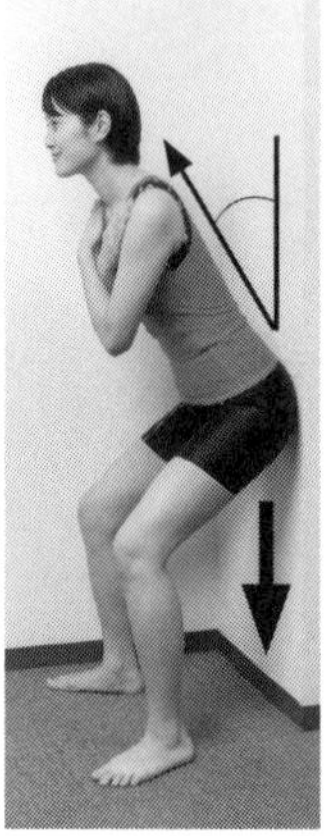

※2の姿勢に戻り3を行うのを5～10回くり返す。

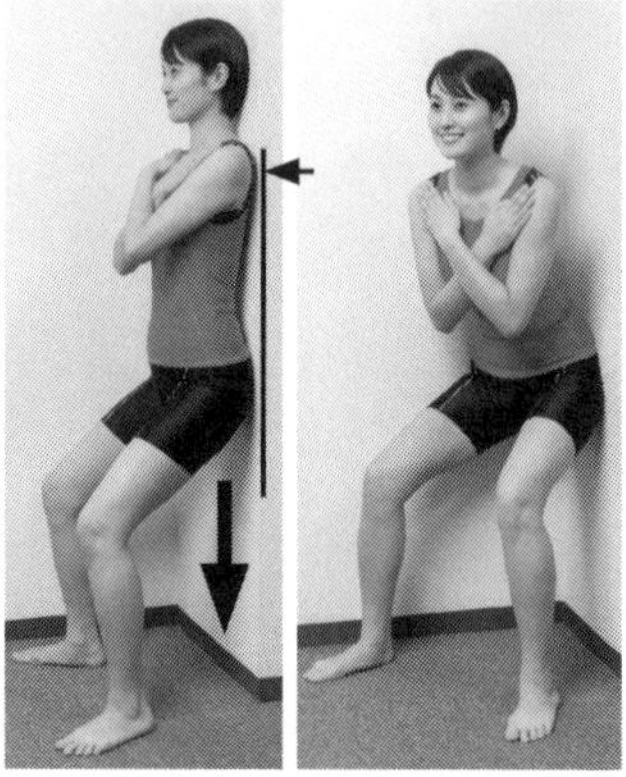

背中をつけて行ったり、壁のコーナーを利用したりすると負担の少ない壁スクワットが行える。

Q 149
後遺症が残ったり再手術をしたりする確率はどれくらいありますか？

手術の後遺症としてさけられないものは、手術の傷あと以外は特にありません。ただし、神経根（脊髄《せきずい》から左右に分岐する神経の根もと）や馬尾《ばび》神経（脊髄から続く馬の尾のような末梢《まっしょう》神経の束）の障害が進んでいる場合は、適切な手術を行っても痛みやしびれが残ったり、筋力が低下したままだったりすることもあります。

脊柱管狭窄症《せきちゅうかんきょうさくしょう》は、術後に再発する患者さんの多いことが知られています。**術後5年以上の経過で10％以上、8年以上の経過で約20％の患者さんに再手術が必要になる**という報告もあります。術後も、加齢による背骨や周囲の組織の変性や変形が続き、長い年月の間に神経が再び圧迫されたり、別の部位に新たな神経圧迫が起こったりする可能性があります。

それでも手術を受けないほうがいいわけではありません。手術が必要なほど重度の状態が1年以上も続くと、手術をしても完全には治らなくなるので、やはり早期の手術が必要です。

（久野木順一）

Q150 手術費用の目安を教えてください。医療費助成制度はありますか？

手術にかかる費用は、手術の種類や内容によって大きく異なります。手術の種類や患部の状態によって必要な入院期間も異なり、術後の経過でも差が出てきます。

費用を一概に示すことはできませんが、相場としては、除圧術では、手術代と1週間〜10日程度の入院期間で70万〜100万円程度。狭窄《きょうさく》部位が複数ヵ所ある場合では手術費用が変わってきます。健康保険が適用になるので、実際には1〜3割の自己負担で、20万〜30万円程度を見ておけばいいでしょう。固定術では手術代と1〜2週間の入院費を含めて150万〜450万円程度で、自己負担額は50〜150万円となります。固定術が高額になるのは、診療報酬の点数が高いことに加えて、腰椎《ようつい》（背骨の腰の部分）を支える医療器具が高額だからです。

手術を受けるなら「高額療養費制度」を利用するといいでしょう。定められた金額を超えて医療費を払った場合に、超えたぶんが払い戻される制度です。健康保険組合（国民健康保険は市区町村役場）での手続きが必要です。

（吉原　潔）

解説者紹介① ※掲載順

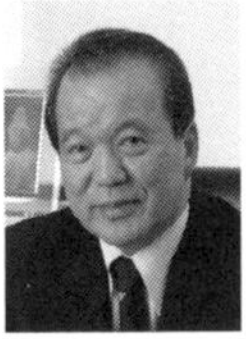

福島県立医科大学常任顧問 兼 ふくしま国際医療科学センター常勤参与
菊地《きくち》臣一《しんいち》先生

福島県立医科大学整形外科教授。福島県立医科大学理事長兼学長を３期９年にわたり務めたのち、常任顧問に就任。専門は脊椎・脊髄外科。ISSLS（国際腰椎学会）メンバー。

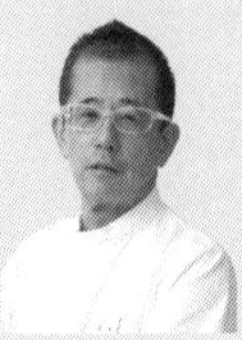

清水整形外科クリニック院長
清水《しみず》伸一《しんいち》先生

脊柱管狭窄症の患者さんの日常生活への助言に長け、患者さんに寄り添った治療に定評がある。元埼玉医科大学総合医療センター整形外科講師。日本整形外科学会専門医。AKA指導医。

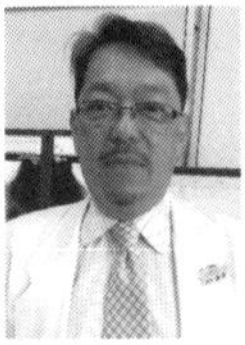

ヒロ整形クリニック院長
勝野《かつの》 浩《ひろし》先生

ハーバード大学への留学経験を有し、結果の見える治療をめざす骨代謝のスペシャリスト。日本整形外科学会専門医。同学会ロコモアドバイスドクター。同学会リハビリテーション認定医。

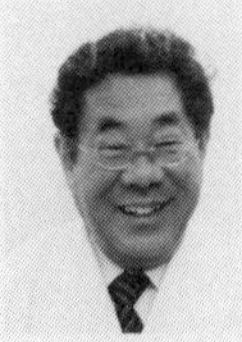

寺本神経内科クリニック院長
寺本《てらもと》 純《じゅん》先生

神経内科、特に頭痛、めまいなどを得意とする。頸椎・腰椎疾患、パーキンソン病、脳梗塞についてもくわしい。日本神経学会専門医、日本頭痛学会専門医、日本内科学会認定医。

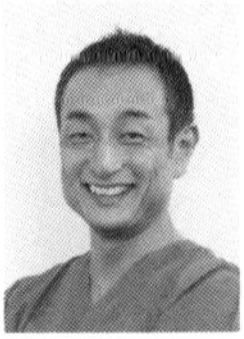

アレックス脊椎クリニック院長
吉原《よしはら》 潔《きよし》先生

脊柱管狭窄症や椎間板ヘルニアなど、脊椎内視鏡手術のスペシャリスト。元帝京大学溝口病院整形外科講師。日本整形外科学会脊椎内視鏡下手術・技術認定医。

解説者紹介② ※掲載順

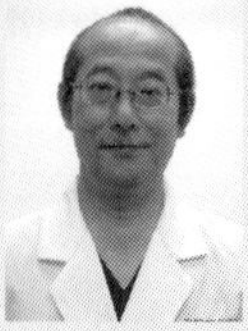

内田毅クリニック院長

内田《うちだ》 毅《たけし》先生

脊椎外科専門医として、腰痛、下肢しびれ、歩行障害に対して積極的な保存療法を行う。日本整形外科学会専門医、同学会脊椎脊髄病医認定医、日本脊椎脊髄病学会脊椎脊髄外科指導医。

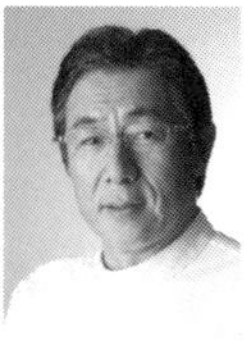

日本赤十字社医療センター脊椎整形外科顧問

久野木《くのぎ》順一《じゅんいち》先生

専門は脊椎外科。日本整形外科学会専門医、ISSLS（国際腰椎学会）メンバー、日本脊椎脊髄病学会評議員・脊椎脊髄外科指導医、日本腰痛学会評議員、腰痛シンポジウム顧問など、幅広く活躍。

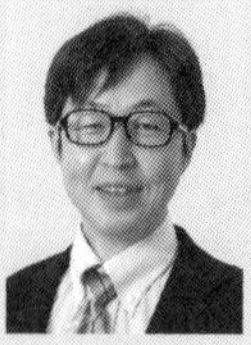

お茶の水整形外科機能リハビリテーションクリニック院長

銅冶《どうや》英雄《ひでお》先生

整形外科における運動療法のスペシャリスト。東京医科歯科大学非常勤講師。日本整形外科学会専門医・認定脊椎脊髄病医。日本リハビリテーション医学会専門医。

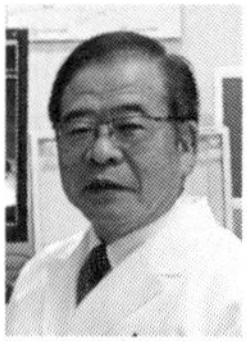

藤田医科大学名誉教授
安藤病院ペインクリニックセンター長

河西《かわにし》 稔《みのる》先生

日本ペインクリニック学会名誉会員。藤田医科大学名誉教授、医療法人宏徳会安藤病院名誉院長、日本麻酔科学会指導医、日本ペインクリニック学会専門医、漢方専門医。

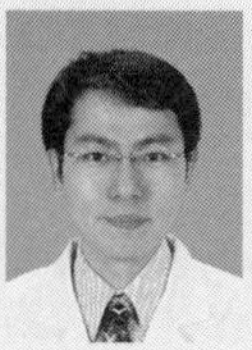

竹谷内医院カイロプラクティックセンター院長

竹谷内《たけやち》康修《やすのぶ》先生

整形外科医・カイロプラクター。専門は、カイロプラクティックによる腰痛、腰部脊柱管狭窄症、頸部痛の治療。日本整形外科学会会員。日本カイロプラクターズ協会（JAC）会員。

解説者紹介③　※掲載順

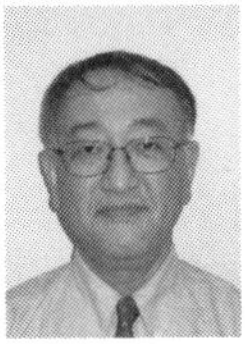

横浜市立大学附属市民総合医療センターペインクリニック診療教授

北原雅樹《きたはらまさき》先生

世界で初めて設立された痛み治療センター「ワシントン州立ワシントン大学ペインセンター」に留学。通常の治療法では効果が少ない難治性慢性疼痛を専門に治療。

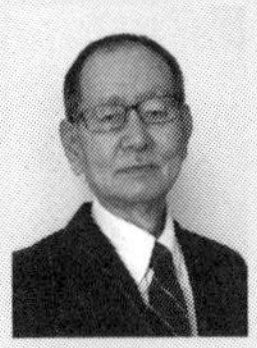

加茂整形外科医院院長

加茂《かも》 淳《じゅん》先生

腰痛の真因は筋肉のけいれんと考え、それに基づく治療法で多くの腰痛患者を救済。痛み難民の駆け込み寺的存在。日本整形外科学会専門医。

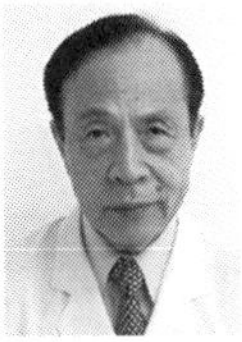

望クリニック院長

住田《すみた》憲是《かずよし》先生

整形外科領域の「痛み」を専門に、AKA-博田法を中心とした診断と治療に邁進。日本AKA医学会認定医・指導医、日本整形外科学会専門医、日本リハビリテーション医学会臨床認定医。

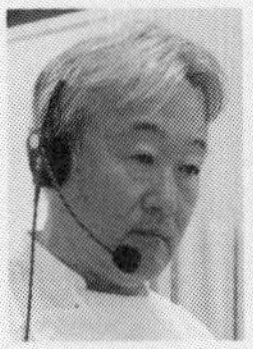

木村ペインクリニック院長

木村裕明《きむらひろあき》先生

「痛み治療の名人」として多くの患者に支持され、エコーガイド下ファシア・ハイドロリリースなど数々の治療法を考案。2018年より一般社団法人日本整形内科学研究会代表理事に就任。

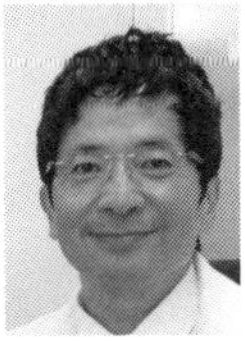

戸田整形外科リウマチ科クリニック院長

戸田《とだ》佳孝《よしたか》先生

手術をせずに変形性ひざ関節症を治す方法（保存的治療）を研究し続けている。2004年足底板の研究で開業医としては史上ただ一人日本整形外科学会奨励賞を受賞。

解説者紹介④　※掲載順

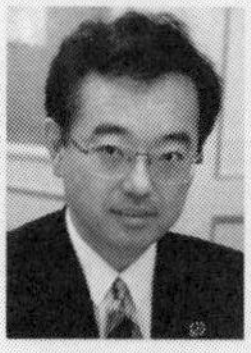

医療法人明隆会
理事長
出沢明PED
クリニック院長
出沢《でざわ》 明《あきら》先生

国内における脊椎内視鏡手術の第一人者。新術式PEDを2003年に国内で初めて導入。帝京大学溝口病院整形外科客員教授。日本整形外科学会脊椎内視鏡下手術・技術認定医。

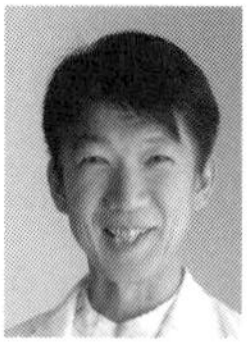

ひらの整形外科
クリニック院長
平野《ひらの》 薫《かおる》先生

従来の整形外科治療に加えて、「天城流医学」や「武学医術」を取り入れた自律医療、運動器リハビリテーションを行う。日本整形外科学会専門医。天城流医学会理事。

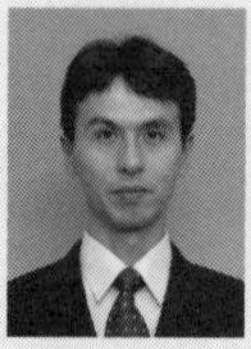

自治医科大学附属
病院麻酔科
准教授
五十嵐《いがらし》 孝《たかし》先生

ペインクリニック外来にて、腰痛症、坐骨神経痛、末梢循環障害などの治療を行う。保存療法と外科手術の中間に位置する治療法「エピドラスコピー」のスペシャリスト。

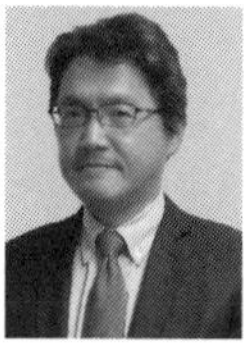

徳島大学
整形外科教授
西良浩一《さいりょうこういち》先生

局所麻酔の最小侵襲の新内視鏡手術「PEVF」を開発。日本整形外科学会脊椎内視鏡下手術・技術認定医。日本脊椎脊髄病学会理事。ISSLS（国際腰椎学会）メンバー。

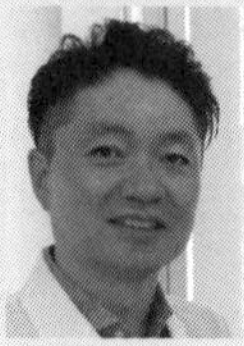

稲波脊椎・関節病院
副院長
湯澤洋平《ゆざわようへい》先生

内視鏡手術の名人。日本整形外科学会専門医、同学会脊椎脊髄病医、同学会脊椎内視鏡下手術・技術認定医。日本脊椎脊髄病学会指導医。

脊柱管狭窄症

腰の名医20人が教える
最高の治し方大全

2020年1月15日　第1刷発行
2024年4月5日　第13刷発行

編 集 人　飯塚晃敏（わかさ出版）
編　　集　わかさ出版
編集協力　香川みゆき（フィジオ）　松井和恵　川瀬勝彦
装　　丁　下村成子（ヴィンセント）
本文デザイン　株式会社キャップス
撮　　影　新井孝明（fort）
モ デ ル　三橋愛永
イラスト　デザイン春秋会　前田達彦
発 行 人　山本周嗣
発 行 所　株式会社文響社
〒105-0001　東京都港区虎ノ門2丁目2－5
ホームページ　https://bunkyosha.com
お問い合わせ　info@bunkyosha.com
印刷・製本　中央精版印刷株式会社

©文響社 2020 Printed in Japan
ISBN 978-4-86651-162-7

本書は専門家の監修のもと安全性に配慮して編集していますが、本書の内容を実践して万が一体調が悪化する場合は、すぐに中止して医師にご相談ください。また、疾患の状態には個人差があり、本書の内容がすべての人に当てはまるわけではないことをご承知おきのうえご覧ください。


落丁・乱丁本はお取り替えいたします。本書の無断転載・複製を禁じます。

本書の全部または一部を無断で複写（コピー）することは、著作権法上の例外を除いて禁じられています。

購入者以外の第三者による本書のいかなる電子複製も一切認められておりません。定価はカバーに表示してあります。

この本に関するご意見・ご感想をお寄せいただく場合は、郵送またはメール（info@bunkyosha.com）にてお送りください。

国際腰椎学会の権威・大学教授が伝授！

脊柱管狭窄症の運動療法

誰にもある腰椎の反りグセを「1分体操」で正せば
脊柱管が広がり足腰のつらい痛み・しびれが改善！

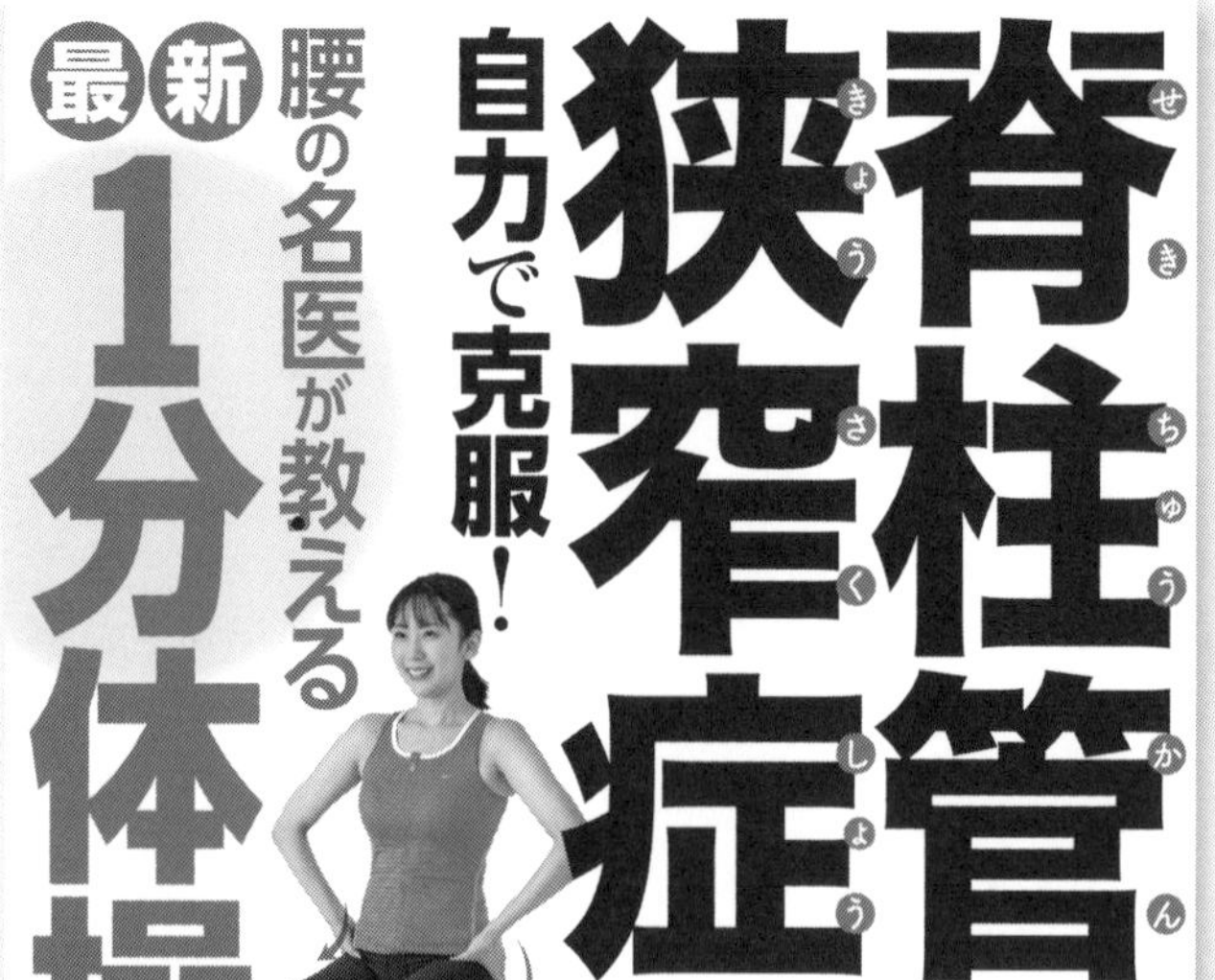

解説　福島県立医科大学前理事長兼学長 菊地臣一先生　早稲田大学教授　整形外科専門医 金岡恒治先生 ほか

ISBN 978-4-86651-329-4
1,518円（税込）

購入はこちら

お近くに書店がない方は お電話でご注文ください **0120-966-081**